华西医学大系

U0254774

解读"华西现象"

讲述华西故事

展示华西成果

四川省防控化疗相关恶心呕吐专家共识

SICHUANSHENG FANGKONG HUALIAO XIANGGUAN EXIN OUTU ZHUANJIA GONGSHI

《四川省防控化疗相关恶心呕吐专家共识》编委会　编

四川科学技术出版社
·成都·

图书在版编目（CIP）数据

四川省防控化疗相关恶心呕吐专家共识/《四川省防控化疗相关恶心呕吐专家共识》编委会编. —— 成都：四川科学技术出版社，2022.11（2023.2重印）

ISBN 978-7-5727-0772-8

Ⅰ.①四… Ⅱ.①四… Ⅲ.①肿瘤 - 药物疗法 Ⅳ.①R730.5

中国版本图书馆CIP数据核字(2022)第215135号

四川省防控化疗相关恶心呕吐专家共识

《四川省防控化疗相关恶心呕吐专家共识》编委会　编

出 品 人	程佳月
策划编辑	林佳馥
责任编辑	仲　谋
封面设计	经典文化
责任出版	欧晓春
出版发行	四川科学技术出版社
地　　址	四川省成都市锦江区三色路238号新华之星A座
	传真：028-86361756　邮政编码：610023
成品尺寸	156mm×236mm
印　　张	5.75　字　数　115 千
印　　刷	成都市金雅迪彩色印刷有限公司
版　　次	2022年11月第1版
印　　次	2023年2月第2次印刷
定　　价	128.00元

ISBN 978-7-5727-0772-8

本书编委会

四川省肿瘤学会肿瘤心理与健康管理专委会化疗相关恶心呕吐防控专家组　组织编写

执笔专家组成员（排名不分先后，*为撰写召集人）：

边　策　四川大学华西第二医院

别　俊　南充市中心医院

陈慧平　四川大学华西第四医院

陈　萍*　成都市第七人民医院

邓窈窕　四川大学华西医院

杜　驰　资中资州医院/内江肿瘤医院

符　琰　四川大学华西医院

何　军　江油市九〇三医院

何　朗*　成都市第五人民医院/成都中医药大学附属第五人民医院（第二临床医学院）/
成都市肿瘤防治所

贾钰铭　宜宾市第二人民医院

李俊英　四川大学华西医院

李　娜　遂宁市中心医院

刘洁薇*　四川大学华西医院

罗雨豪　西南医科大学附属医院

骆竹媚　成都市第三人民医院

任　涛　成都医学院第一附属医院

孙　愚*　四川大学华西医院

谢灵灵　四川大学华西医院

徐　聂　成都市第一人民医院

朱　江*　四川大学华西医院

郑于珠　成都市第三人民医院

顾问专家组成员（排名不分先后）

勾红峰　四川大学华西医院

姜　愚　四川大学华西医院

蒋　明　四川大学华西医院

兰海涛　四川省医学科学院·四川省人民医院

李昌林　成都市第七人民医院

首　峰　简阳市人民医院

汪　燕　四川大学华西第二医院

谢　可　四川省医学科学院·四川省人民医院

杨　雨　四川大学华西医院

其他参与编写成员（排名不分先后）

曹　伟	曾贵林	曾灵芝	曾晓梅	柴　勇	陈方红
陈华英	陈　林	戴刚毅	戴婷婷	邓　茜	邓　颖
付江萍	付　榆	高　峰	瓯　燕	韩建军	何　兰
黄梦君	黄明金	李　婵	李　萌	李明霞	李　婷
李维玲	李　燕	刘建林	刘晓梅	罗　兴	缪继东
权利丰	陶诗琪	王　辉	王　阳	王云涛	夏丽琴
向　莉	谢丽琼	熊伟杰	修位刚	严　沁	杨　蜜
杨小芸	叶锐剑	易　江	殷小容	张宝成	张惠玲
张　杰	张　静	郑　博	郑儒君		

《华西医学大系》总序

由四川大学华西临床医学院/华西医院（简称"华西"）与新华文轩出版传媒股份有限公司（简称"新华文轩"）共同策划、精心打造的《华西医学大系》陆续与读者见面了，这是双方强强联合，共同助力健康中国战略、推动文化大繁荣的重要举措。

百年华西，历经120多年的历史与沉淀，华西人在每一个历史时期均辛勤耕耘，全力奉献。改革开放以来，华西励精图治、奋进创新，坚守"关怀、服务"的理念，遵循"厚德精业、求实创新"的院训，为践行中国特色卫生与健康发展道路，全心全意为人民健康服务做出了积极努力和应有贡献，华西也由此成为全国一流、世界知名的医（学）院。如何继续传承百年华西文化，如何最大化发挥华西优质医疗资源辐射作用？这是处在新时代站位的华西需要积极思考和探索的问题。

新华文轩，作为我国首家"A+H"出版传媒企业、中国出版发行业排头兵，一直都以传承弘扬中华文明、引领产业发展为使命，以坚持导向、服务人民为己任。进入新时代后，新华文轩提出了坚持精准出版、精细出版、精品出版的"三精"出版发展思路，全心全意为推动我国文化发展与繁荣做出了积极努力和应有贡献。如何充分发挥新华文轩的出版和渠道优势，不断满足人民日益增长的美好生活需要？这是新华文轩一直以来积极思考和探索的问题。

基于上述思考，四川大学华西临床医学院/华西医院与新华文轩出版传媒股份有限公司于2018年4月18日共同签署了战略合作协议，启动了《华西医学大系》出版项目并将其作为双方战略合作的重要方面和旗舰项目，共同向承担《华西医学大系》出版工作的四川科学技术出版社授予"华西医学出版中心"铭牌。

人民健康是民族昌盛和国家富强的重要标志，没有全民健康，就没有全面小康，医疗卫生服务直接关系人民身体健康。医学出版是医药卫生事业发展的重要组成部分，不断总结医学经验，向学界、社会推广医学成果，普及医学知识，对我国医疗水平的整体提高、对国民健康素养的整体提升均具有重要的推动作用。华西与新华文轩作为国内有影响力的大型医学健康机构与大型文化传媒企业，深入贯彻落实健康中国战略、文化强国战略，积极开展跨界合作，联合打造《华西医学大系》，展示了双方共同助力健康中国战略的开阔视野、务实精神和坚定信心。

华西之所以能够成就中国医学界的"华西现象"，既在于党政同心、齐抓共管，又在于华西始终注重临床、教学、科研、管理这四个方面协调发展、齐头并进。教学是基础，科研是动力，医疗是中心，管理是保障，四者有机结合，使华西人才辈出，临床医疗水平不断提高，科研水平不断提升，管理方法不断创新，核心竞争力不断增强。

　　《华西医学大系》将全面系统深入展示华西医院在学术研究、临床诊疗、人才建设、管理创新、科学普及、社会贡献等方面的发展成就；是华西医院长期积累的医学知识产权与保护的重大项目，是华西医院品牌建设、文化建设的重大项目，也是讲好"华西故事"、展示"华西人"风采、弘扬"华西精神"的重大项目。

　　《华西医学大系》主要包括以下子系列：

　　①《学术精品系列》：总结华西医（学）院取得的学术成果，学术影响力强；②《临床实用技术系列》：主要介绍临床各方面的适宜技术、新技术等，针对性、指导性强；③《医学科普系列》：聚焦百姓最关心的、最迫切需要的医学科普知识，以百姓喜闻乐见的方式呈现；④《医院管理创新系列》：展示华西医（学）院管理改革创新的系列成果，体现华西"厚德精业、求实创新"的院训，探索华西医院管理创新成果的产权保护，推广华西优秀的管理理念；⑤《精准医疗扶贫系列》：包括华西特色智力扶贫的相关内容，旨在提高贫困地区基层医院的临床诊疗水平；⑥《名医名家系列》：展示华西人的医学成就、贡献和风采，弘扬华西精神；⑦《百年华西系列》：聚焦百年华西历史，书写百年华西故事。

　　我们将以精益求精的精神和持之以恒的毅力精心打造《华西医学大系》，将华西的医学成果转化为出版成果，向西部、全国乃至海外传播，提升我国医疗资源均衡化水平，造福更多的患者，推动我国全民健康事业向更高的层次迈进。

《华西医学大系》编委会

2018年7月

序

化疗相关恶心呕吐（CINV）令患者恐惧煎熬以至于失去与癌症抗争的信心；令医者辗转反侧甚至产生强烈的职业挫败感。"让化疗患者过上无呕的日子"是我们医患双方共同奋斗的目标。

近40年来，CINV机制被深刻揭示，止吐药物研制和相关临床研究不断深入，防控指南不断更新，CINV正被有效预防，化疗患者的生活质量正显著提高……然而，现实的情况却不容乐观：四川省研究发现真实世界中八成以上的化疗患者经受着CINV的困扰，规范化CINV预防亟待加强。无独有偶，西方发达国家的真实世界研究结果同样显示出其低下的规范化止吐水平。因此有学者发文疾呼："CINV仍然严重困扰着我们的癌症患者！"

在这样的背景下，四川省的临床肿瘤专家们以他们高度的职业责任感、严谨的学术态度、良好的协作精神，完成了《四川省防控化疗相关恶心呕吐专家共识》。阅读之后，发现这部共识很有特点：既兼容并蓄，又敢于创新；既承续了主流指南的精髓，又加入了自己的研究成果和崭新理念。其中，"风险期外CINV"概念的提出对于未来CINV全程管理的格局具有极其重要的意义。此外，祖国医药、益生菌补充剂等用于 CINV 防控，以及新的研究终点的使用，也为后续 CINV 相关工作注入了新的活力。

总之，这部共识严谨又实用，既可以指导临床工作，又可以助力临床研究，值得仔细阅读。

王杰军

2022 年夏

前　言

　　化疗是肿瘤综合治疗中一个不可或缺的细胞毒治疗手段，在当前和未来相当长的一段时间内仍将发挥其重要作用。然而，CINV 常常严重困扰肿瘤患者，是最令人恐惧的不良反应之一。经过数十年的发展，规范化的防控已经可以显著减少 CINV 的发生及其不良影响，但由于各种因素的制约，CINV 防控呈现出明显的地区差异、研究与实际的差异、指南与临床的差异。在本专委会前期完成的真实世界研究中，我们发现，四川省 CINV 防控形势不容乐观，CINV 发生率高、影响面广，CINV 防控规范化程度较低，CINV 正严重影响着我省肿瘤患者的生活质量。

　　为响应"健康中国行动"，切实提高我省肿瘤患者生活质量，四川省肿瘤学会肿瘤心理与健康管理专委会成立 CINV 专家组，在充分查阅国内外相关资料、文献、指南、共识的基础上，结合自主发起完成的临床研究结果，经过严谨的策划、组织、讨论、撰写、投票、统计、审阅等工作，最终形成了本共识。本共识力求紧扣临床实际，方便临床使用，同时指导临床研究；既着力推进 CINV 防控规范化，又因地制宜地提出新的观点、方法，希望能够为提高 CINV 防控水平做出贡献。

由于水平和经验有限，本书内容难免出现疏漏及争议之处，恳请读者不吝赐教，共同进步。

四川省肿瘤学会肿瘤心理与健康管理专委会 CINV 防控专家组

2022 年 8 月

目 录

第一章

CINV概述

第一节　CINV的概念和相关机制

一、CINV概念

化疗相关恶心呕吐（Chemotherapy Induced Nausea & Vomiting，CINV）是肿瘤化疗中常见的毒性反应之一，易造成肿瘤患者代谢紊乱、营养失调及体重减轻等情况，对患者的生理、心理方面都会产生明显的负面影响，更是患者治疗依从性下降的重要原因之一。目前主流指南按照肿瘤患者接受抗肿瘤治疗后呕吐所发生时间，通常将 CINV 分为急性 CINV、延迟性 CINV、爆发性 CINV、难治性 CINV 和预期性 CINV 五类。

四川省多中心研究结果提示：部分肿瘤患者在化疗给药结束后

相当长的一段时间内会出现持续或者反复发作的 CINV 症状，对患者在化疗间歇期的生活质量造成不良影响。本共识认为，CINV 可根据其发生时间具体分为以下四类【同意：94.74%】[①]：

1. 急性 CINV

给予抗肿瘤药物（化疗药物）后 24 小时内发生的恶心呕吐。

2. 延迟性 CINV

给予抗肿瘤药物（化疗药物）24 小时后发生的恶心呕吐。

3. 风险期外 CINV

急性 CINV 和延迟性 CINV 的时间段合并称为"CINV 风险期"，超出上述时间段直至下一周期化疗开始的这段时间内发生的恶心呕吐即为"风险期外 CINV"。

4. 预期性 CINV

前一次化疗引起的恶心呕吐经验，导致本次化疗前就出现与前次化疗相同的恶心呕吐症状，称为预期性 CINV。预期性 CINV 被认为是一种经典的条件性反应，恶心较呕吐更常见，且发生率随着化疗周期的增多而增加，特别是前期 CINV 控制不佳的患者更为明显。

爆发性 CINV 是指即使进行了规范的预防处理但仍出现的剧烈呕吐，需要进行解救性治疗。本共识以发生时间作为 CINV 的分类依据，故未将爆发性 CINV 列入。

二、 CINV相关机制

我们知道，恶心呕吐是由大脑控制的多步骤反射过程，我们对 CINV 的认知经历了较长的时间。基于相关研究结果，目前认为抗肿

---

①本文中以"【　】"标注内容表示专家意见统计情况。

瘤药物可以通过外周途径和中枢途径这两条通路引起恶心呕吐反应。引发 CINV 的外周途径主要由 5- 羟色胺 3（5-HT₃）介导，一般发生在给予患者抗肿瘤药物后的 24 小时之内。其可能的发生机制被认为是化疗药物进入体内，刺激和损伤胃肠道黏膜，导致多种神经递质的释放，尤其是肠嗜铬细胞释放 5-HT₃，与 5-HT₃ 受体结合刺激迷走神经，从而引发恶心呕吐反应。而中枢途径主要由 P 物质介导，与大脑神经激肽 -1（NK-1）受体结合后激活呕吐中枢，引发恶心呕吐反应。中枢途径通常与延迟性 CINV 关系更为密切，其主要机制是化疗药物通过血液、脑脊液直接刺激延髓化学感受器触发区（CTZ），导致多种神经递质，尤其是 P 物质的释放，进而引发恶心呕吐反应（图 1-1）。

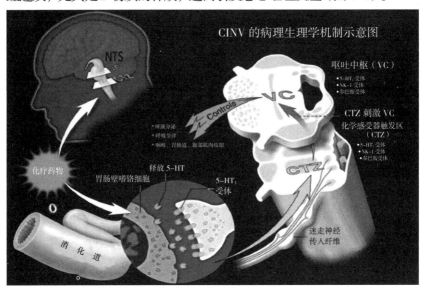

图 1-1　CINV 发生机制

图片来源：Hesketh PJ. Drug therapy: chemotherapy-induced nausea and vomiting[J]. New England Journal of Medicine, 2008, 358(23): 2482-2494.

致吐性化疗药物通过外周和中枢两条途径导致恶心呕吐反应，外周途径主要由 5-HT₃ 与其受体介导，中枢途径由 NK-1 受体、5-HT₃ 受体、多巴胺受体共同介导，其中 NK-1 受体途径起到重要作用。

预期性 CINV 被认为是一种经典的条件性反应，很大程度上和患者的既往 CINV 经验、环境及心理等因素有关。从初次化疗开始就采取积极有效的防控手段将显著减少预期性 CINV 的发生。

目前大多数关于 CINV 的研究集中在风险期内 CINV 的发生和控制方面，研究终点甚少超过风险期，因此在风险期外 CINV 的发生机制和防控方面还需要进一步研究。本次专家讨论认为：除了恶心呕吐发生所涉及的外周和中枢通路机制外，患者的心理因素（包括对化疗的恐惧心理，对发生不良反应的心理暗示等）可能导致 CINV 发生的时段超越化疗药物本身的作用时间；同时，化疗药物的不同选择、组合、剂量和给药方式等因素都可能造成药物代谢的差异，由此导致各种复杂的 CINV 情况，也包括风险期外出现的恶心呕吐反应【同意：100%】。

三、急性CINV

目前通常把急性 CINV 定义为自化疗开始 24 小时内发生的恶心呕吐，在化疗后 5 ~ 6 小时达到高峰，随后逐渐减弱。急性 CINV 由 5-HT$_3$ 介导的外周途径和由 P 物质介导的中枢途径共同引发，其中外周途径的作用可能更为主要。

影响急性 CINV 的因素包括患者自身因素和外界因素两方面。患者自身的高危因素包括年龄小于 50 岁、女性、低酒精摄入、晕动病、孕吐、既往化疗周期出现过恶心呕吐等；外界因素主要包括化疗药物的致吐性、止吐治疗以及实施致吐性化疗药物治疗的环境等。目前的临床 CINV 风险评估往往只考虑了药物因素，而忽略了其他因素对急性 CINV 的影响【同意：94.74%】。一项前瞻性多中心研究发现，患者第一周期化疗如果发生 CINV，则第二周期发生 CINV 的可能性会增加 6.5 倍，第三周期则增加 14 倍。本共识认为，需要在首次化疗前就针对急性 CINV 制订良好且全面的预防管理策略【同意：100%】。

参考美国国立综合癌症网络（NCCN）、癌症支持疗法多国协会（MASCC）、欧洲肿瘤学会（ESMO）、美国临床肿瘤学会（ASCO）及中国临床肿瘤学会（CSCO）等临床指南，本共识认为，对于急性 CINV，可先根据化疗药物致吐风险等级来制订预防用药方案（具体方案参见第二章相关内容），如合并其他 CINV 危险因素，则需要考虑升级强化原有的 CINV 预防方案；预防急性 CINV 的止吐药物需要在化疗前即开始应用，且药物作用需覆盖化疗后的 24 小时【同意：94.74%】。

四川省肿瘤学会肿瘤心理与健康管理专委会（以下简称"本专委会"）主导完成的一项真实世界研究发现：在应用了预防性止吐药物后，急性 CINV 的发生率仍超过 50%，其中恶心的发生率为 54.6%，呕吐的发生率为 28.2%，可见在真实世界中 CINV 的预防和管理不容乐观。遵循指南可以预防 70% 以上的 CINV，但本次真实世界研究数据显示只有 21.5% 的患者接受了符合指南的规范预防措施，在高致吐化疗方案组，NK-1 受体拮抗剂使用率仅为 4.64%。本次专家讨论分析其中原因，可能与止吐药物的可及性、医保政策、主管医生对 CINV 处理的专业性以及患者的依从性和经济状况有关【同意：100%】。

本次专家讨论还认为：急性 CINV 的防控需要从医护人员、患者、家属、政策等多方面考虑，进行必要的干预，以提高指南的遵循率【同意：100%】；急性 CINV 的危险因素需要结合患者自身因素和外界因素进行全面评估；需要研究有效、简单的个体化 CINV 评估工具来准确评估患者发生 CINV 的风险，优化 CINV 的管理；对于 NK-1 受体拮抗剂和奥氮平在临床上的规范应用需要医保部门和医院相关部门的政策推动【同意：100%】。

四、延迟性CINV

延迟性 CINV 是指给予化疗药物 24 小时后发生的恶心呕吐，通常发生在高度致吐化疗（HEC）方案（如顺铂、环磷酰胺、蒽环类药物等）治疗后，部分中度致吐化疗（MEC）方案治疗后也可发生。延迟性 CINV 往往发生在患者化疗后出院回家时，因此常被忽视。前瞻性研究发现，3/4 以上的医护人员低估了应用 HEC 与 MEC 方案患者的延迟性 CINV 的发生率。本专委会主导完成的一项真实世界研究发现，在应用了预防性止吐药物后，延迟性 CINV 的发生率仍超过 60%。急性和延迟性 CINV 是目前最被关注的两种 CINV 类型，此外，风险期外 CINV 也需要给予更多关注。上述情况若控制不佳，可能导致预期性 CINV、爆发性 CINV 和难治性 CINV，将严重影响患者生活质量，因此，从初次化疗开始就要做好 CINV 的全程防控工作。

延迟性 CINV 的预防需要根据急性 CINV 的预防方案来制订（具体参见第二章相关内容）。我国的一项Ⅲ期随机对照研究显示，在帕洛诺司琼＋地塞米松基础上加沙利度胺，可减少初次化疗患者延迟性 CINV 的发生率，因此可以考虑使用沙利度胺预防延迟性 CINV【同意：84.21%】。另外，H_2 受体拮抗剂、质子泵抑制剂、苯二氮䓬类药物（如劳拉西泮）等辅助用药可能对预防延迟性 CINV 有一定的积极作用【同意：94.74%】。

对于多日静脉化疗的患者，可能存在急性 CINV 和延迟性 CINV 的双重风险。目前，相关指南建议止吐治疗应持续至化疗结束后的 2～3 天。总体来说，多日化疗的 CINV 防控研究明显不足，需要进一步开展严格设计的、观察期涵盖整个化疗周期的、采用更符合临床意义的研究终点的研究予以探索。

延迟性 CINV 的呕吐比例低于急性 CINV，许多止吐方案对呕吐有效，但对恶心症状效果不佳，而恶心往往与呕吐一样会对患者造成严重困扰【同意：89.47%】。Ⅲ期随机对照临床研究表明，针对 HEC 静脉方案，在 5-HT$_3$ 受体拮抗剂（5-HT$_3$RA）+ 地塞米松（DEX）+NK-1 受体拮抗剂（NK-1RA）基础上联用奥氮平（OLA）较联用安慰剂能显著减少延迟性的恶心，但目前尚缺乏以恶心作为主要研究终点的临床研究数据。

综上，专家组认为：延迟性 CINV 严重影响患者的生活质量，却容易被医护人员忽视，需要进一步引起重视，可通过培训医护人员、教育患者及其照护家属相关防控知识，进一步规范 CINV 防控，预防延迟性 CINV；延迟性 CINV 的恶心症状也需要重点关注，应该将恶心症状视为与呕吐症状同等重要的研究终点进行深入的临床研究【同意：100%】。

五、　风险期外CINV

基于目前对 CINV 的认识和研究，通常把发生急性 CINV 和延迟性 CINV 的时间段合并称为"CINV 风险期"，超出上述时间段直至下一周期化疗开始的这段时间内发生的恶心呕吐反应即为"风险期

外 CINV"（图 1-2）【同意：100%】。大多数关于 CINV 的临床研
究常将研究终点的观察期设置在 CINV 风险期内，因此，能够查阅
到相关风险期外 CINV 的文献资料非常有限。在临床工作中，我们
经常会接到患者的反馈：在上一周期化疗给药结束后相当长的一段
时间内会出现持续性或者反复发作的恶心和 / 或呕吐症状，甚至贯
穿整个化疗间歇期。目前相关指南对此类 CINV 尚无明确定义。本
共识认为："风险期外 CINV"的描述更为准确，易于理解，便于临
床使用【同意：94.74%】。

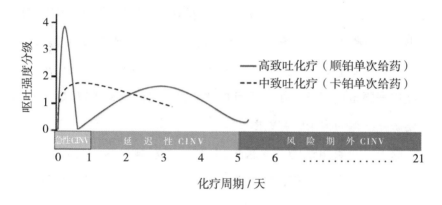

图 1-2　风险期外 CINV

急性 CINV 与延迟性 CINV 合并定义为"风险期 CINV"，化疗周期中发生
于风险期外时间段的恶心呕吐反应定义为"风险期外 CINV"。

本专委会主导完成的一系列临床研究结果显示：风险期外 CINV
真实存在于接受 HEC/MEC 方案治疗的患者中（图 1-3），其发生
率超过 30%。风险期外 CINV 可能影响患者化疗期间的生活功能，
降低食欲，恶化患者营养状态，降低患者化疗耐受性，增加预期性
CINV 风险等。研究进一步分析显示：真实世界中符合指南的预防
止吐治疗实施率低下，规范治疗可能会降低风险期外 CINV 的发生

率。但另一项中心研究报告显示，即使规范使用三联预防止吐药物（DEX+5HT$_3$RA+NK-1RA），仍有 36% 接受含顺铂多日化疗的患者出现风险期外 CINV。2022 年 6 月多伦多 MASCC 年会报道了一项本专委会的研究结果：使用藿香正气液（10 ml 口服，每日三次）与使用安慰剂相比，前者可以显著提高风险期外 CINV 的缓解率，增加无恶心呕吐天数（No CINV Days， NCDs）。

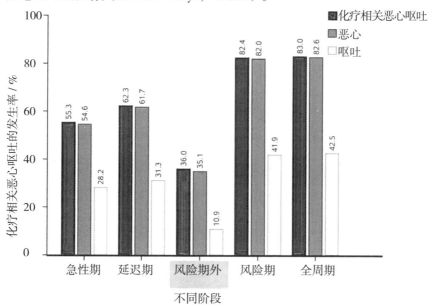

图 1-3 四川省真实世界研究中风险期外 CINV 发生情况

四川省 CINV 真实世界数据显示，在接受 HEC/MEC 方案治疗的患者中，风险期外 CINV 发生率为 36.0%，且风险期外恶心的发生率约为呕吐的 3.2 倍。同时全周期内 CINV 发生率高达 83.0%，CINV 预防工作亟待加强。

本次专家讨论认为：风险期外 CINV 真实存在，需要给予关注；风险期外 CINV 的发生机制、危险因素、临床特点、防控措施等诸多方面需要进一步深入研究；CINV 相关临床研究观察期应包含风险期外阶段，即整个化疗周期；祖国医药可能在防控风险期外 CINV

方面发挥积极作用【同意：100%】。

六、预期性CINV

预期性 CINV 是指前一次化疗引起的恶心呕吐经验，导致本次化疗前提前出现的相同症状，被认为是一种经典的条件性反应。其危险因素有前一周期的 CINV、味觉、气味、视觉、焦虑、年龄小于 50 岁、对 CINV 的预期、晕动病易感性等。预期性恶心比预期性呕吐的发生率更高，并随化疗周期的增加而增加。由于治疗技术进步，根据患者群体、化疗药物的致吐性各异来制订差异化的止吐方案，使预期性 CINV 的发生率由早期的 33% 逐渐下降为目前的 4.8% ~ 8.3%。

在化疗开始之前就积极预防急性和延迟性 CINV 的发生，是减少预期性 CINV 的最好方法。鉴于研究证实了风险期外 CINV 的存在，本共识认为：除了急性和延迟性 CINV 外，进一步做好风险期外 CINV 的防控对于减少预期性 CINV 有积极意义【同意：94.74%】。

预期性 CINV 的干预包括行为或心理干预、药物干预、针灸或穴位按压、常规护理干预等。行为干预措施有催眠、系统脱敏、放松训练、音乐疗法等。尽管多年来行为干预在降低预期性 CINV 强度方面有一定疗效，但并没有得到广泛应用，可能的限制因素包括：肿瘤学团队中增加精神健康专业人员的高成本、多学科综合治疗（MDT）团队的普及性较差、部分预期性 CINV 的处理需要居家进行等。抗焦虑药物苯二氮䓬类如劳拉西泮、阿普唑仑可以考虑用于预期性 CINV 的治疗，但尚缺乏高等级的研究证据。

第二节 CINV风险因素

化疗是恶性肿瘤患者重要的治疗手段之一，但 CINV 又是化疗过程中最常见、最影响患者生活质量和治疗依从性的不良反应，令患者恐惧。发生 CINV 的风险因素主要来自两个方面：一是化疗药物的致吐性；二是患者自身躯体、精神心理，以及家庭、社会支持等方面的问题。

不同化疗药物导致 CINV 的风险不同，根据化疗药物在未做预防呕吐处理时急性呕吐的发生率，常用的静脉化疗药物按照致吐率可分成 4 个风险等级，急性呕吐发生率＞90% 的为高度致吐风险，发生率在 30% ~ 90% 的为中度致吐风险，发生率在 10% ~ 30% 的为低度致吐风险，急性呕吐发生率＜10% 的为极低致吐风险，详见表 1-1。常用的口服化疗药物按照致吐率可分成两个风险等级，急性呕吐发生率≥30% 的为中 - 高度致吐风险，发生率＜30% 的为极低 - 低度致吐风险，详见表 1-2。采用联合化疗方案时，不能简单地以最高致吐风险的单药来评估，要考虑药物之间的相互作用，特别是多种非高度致吐风险药物联用时尤需注意【同意：100%】。

表1-1 常用的静脉化疗药物的致吐风险分级

级别	静脉化疗药物	
高度致吐风险（急性呕吐发生率＞90%）	顺铂	环磷酰胺≥1 500 mg/m²
	达卡巴嗪	多柔比星≥60 mg/m²
	氮芥	表柔比星＞90 mg/m²
	链脲菌素	异环磷酰胺≥2 g/m²（每剂）
	含蒽环类、环磷酰胺的联合方案（AC方案）	美法仑≥140 mg/m²
	卡铂[曲线下面积（AUC）≥4]	戈沙妥珠单抗
	卡莫司汀＞250 mg/m²	
中度致吐风险（急性呕吐发生率30%~90%）	三氧化二砷	卢比克替定
	阿扎胞苷	白介素-2＞12~15 MIU/m²
	苯达莫司汀	美法仑＜140 mg/m²
	白消安	氨磷汀＞300 mg/m²
	氯法拉滨	卡铂AUC＜4
	^A放线菌素D	^A卡莫司汀≤250 mg/m²
	^A柔红霉素	环磷酰胺≤1 500 mg/m²
	恩杂鲁胺	阿糖胞苷＞200 mg/m²
	伊达比星	多柔比星＜60 mg/m²
	^A伊立替康	表柔比星≤90 mg/m²
		异环磷酰胺＜2 g/m²（每剂）
	洛铂	干扰素α≥10 MIU/m²
	奈达铂	^A氨甲蝶呤≥250 mg/m²
	^A奥沙利铂	阿糖胞苷和柔红霉素双药脂质体封装
	替莫唑胺	地努妥昔单抗
	曲贝替定	曲妥珠单抗重组冻干粉注射剂

续表

级别	静脉化疗药物	
低度致吐风险（急性呕吐发生率10%~30%）	阿替利珠单抗	紫杉醇
	恩美曲妥珠单抗	白蛋白紫杉醇
	贝利司他	培美曲塞
	博纳吐单抗	喷司他丁
	本妥昔单抗	普拉曲沙
		雷替曲塞
	恩诺单抗	罗米地辛
	卡巴他赛	溶瘤病毒
	卡非佐米	塞替派
	多西他赛	托泊替康
	多柔比星（脂质体）	阿柏西普
	艾立布林	白介素-2 ≤ 12 MIU/m^2
	依托泊苷	氨磷汀 ≤ 300 mg/m^2
	5-氟尿嘧啶	阿糖胞苷 100~200 mg/m^2（低剂量）
	氟脲苷	干扰素 α 5~10 MIU/m^2
	吉西他滨	氨甲蝶呤 50~250 mg/m^2
	伊立替康（脂质体）	库潘尼西
	伊沙匹隆	吉妥单抗
	丝裂霉素	奥英妥珠单抗
		艾萨妥昔单抗
	米托蒽醌	伊沙匹隆
	耐昔妥珠单抗	莫格利珠单抗
	高三尖杉酯碱	鲁磨西替单抗

续表

级别	静脉化疗药物	
极低致吐风险（急性呕吐发生率＜10%）	阿伦单抗	奥滨尤妥珠单抗
	门冬酰胺酶	奥法木单抗
	贝伐珠单抗	纳武利尤单抗
	博来霉素	帕尼单抗
	硼替佐米	培门冬酶
	司妥昔单抗	聚乙二醇干扰素
	克拉屈滨	帕博利珠单抗
	阿糖胞苷＜100 mg/m^2	帕妥珠单抗
	达雷妥尤单抗	雷莫芦单抗
	地西他滨	利妥昔单抗
	地尼白介素	
	右丙亚胺	信迪利单抗
	埃罗妥珠单抗	特瑞普利单抗
	氟达拉滨	替西罗莫司
	干扰素 α ≤5 MIU/m^2	曲妥珠单抗
	伊匹木单抗	
	氨甲蝶呤≤50 mg/m^2	戊柔比星
	奈拉滨	卡瑞利珠单抗
	长春花类药物（长春新碱、长春新碱脂质体、长春瑞滨、长春碱）	

A：在某些患者是高度致吐风险。

表 1-2 常用的口服化疗药物的致吐风险分级

级别	口服化疗药物	
中-高度致吐风险（急性呕吐发生率≥30%）	六甲蜜胺	丙卡巴肼
	塞瑞替尼	瑞卡帕布
	克唑替尼	长春瑞滨
	雌莫司汀	洛莫司汀（单日）
	依托泊苷	曲氟尿苷替匹嘧啶（TAS-102）
	仑伐替尼	白消安 ≥ 4 mg/d
	米托坦	环磷酰胺 ≥ 100 mg/（m^2·d）
	奥拉帕利	替莫唑胺 > 75 mg/（m^2·d）
	帕比司他	
低度-极低致吐风险（急性呕吐发生率<30%）	阿法替尼	氨甲蝶呤
	阿来替尼	尼洛替尼
	安罗替尼	奥希替尼
	阿帕替尼	哌柏西利
	阿昔替尼	培唑帕尼
	贝沙罗汀	泊马度胺
	博舒替尼	帕纳替尼
	卡博替尼	吡咯替尼
	卡培他滨	瑞戈非尼
	西达本胺	芦可替尼
	苯丁酸氮芥	索尼德吉
	考比替尼	索拉非尼

续表

级别	口服化疗药物	
低度－极低致吐风险（急性呕吐发生率＜30%）	达沙替尼	舒尼替尼
	达拉非尼	替吉奥
	厄洛替尼	硫鸟嘌呤
	依维莫司	托泊替康
	氟达拉滨	曲美替尼
	呋喹替尼	维A酸
	吉非替尼	凡德他尼
	羟基脲	维莫非尼
	伊布替尼	维奈托克
	埃克替尼	维莫德吉
	艾代拉里斯	伏立诺他
	伊马替尼	白消安＜4 mg/d
	伊沙佐米	环磷酰胺＜100 mg/（m^2·d）
	拉帕替尼	替莫唑胺≤75 mg/（m^2·d）
	来那度胺	巯嘌呤
	美法仑	

　　除了化疗药物不同等级的致吐风险外，患者自身的生理、心理、疾病及治疗等多种因素也与发生 CINV 的风险密切相关，主要包括：50 岁以下年轻患者、女性、以前很少或者没有饮酒、曾经发生 CINV、孕吐史、前庭功能障碍、焦虑、不全性或完全性肠梗阻、胃轻瘫、胰腺炎、恶性腹水、肿瘤侵犯胃肠道、脑转移、电解质紊乱（高钙血症或低钠血症）、高血糖、尿毒症、肝功能异常、肿瘤类型（乳腺、泌尿生殖系统或妇科恶性肿瘤）、体力状况差（体力

状况评分低）、较高的症状困扰评分、使用阿片类药物或非甾体抗炎药等非化疗致吐药物、化疗前睡眠障碍、预期性恶心呕吐、大麻素过度呕吐综合征、快速阿片类药物戒断、化疗周期在 3 个周期以内、化疗前未进食、不吸烟、社会功能水平低下等。

我国 CINV 风险评估工具还处在起步阶段，可以暂时借鉴国外的 Dranitsaris 评分系统（表 1-3）及在线工具（http://www.riskcinv. org）【同意：100%】。这一评分系统模型包括基线（10 分），总分越高，CINV 风险越高；16 分及以上的患者在下一次化疗时其 2 级及以上 CINV 发生率可能高于 60%。我国仍需要结合我国肿瘤患者实际情况对 CINV 风险相关因素进行研究，形成适合我国肿瘤患者的 CINV 风险评估工具【同意：100%】。

表 1-3 Dranitsaris CINV 风险评分系统

预测因子		化疗周期前评分
基线得分		10
风险因素	年龄＜60岁	+1
	预期性恶心呕吐	+1
	化疗前每一天夜间睡眠时间＜7小时	+1
	孕吐史	+1
	基于铂类或蒽环类药物的化疗	+2
	之前的化疗期间患者在家使用非处方止吐药	+3
	之前的化疗周期出现过CINV	+5
	接受第2周期化疗	-5
	接受第3周期或第3周期以上化疗	-6

第三节　多日化疗CINV特点

既往大部分研究将 CINV 分为急性 CINV 和延迟性 CINV，急性 CINV 一般在化疗给药后 5 ~ 6 小时达高峰，但多在 24 小时内缓解；延迟性 CINV 是在化疗 24 小时之后发生，可持续至 2 ~ 5 天。然而，后续研究逐渐发现此分类方法具有较大的局限性：一项日本回顾性研究表明，含顺铂的高致吐方案化疗后恶心发生率逐渐升高，4 ~ 5 天达到高峰，非顺铂高致吐方案的恶心症状主要发生于化疗后 1 ~ 2 天，可持续 7 天。本专委会的真实世界研究也发现，化疗后第 8 ~ 21 天的 CINV 发生概率仍高达 36%，我们称其为"风险期外 CINV"。基于 CINV 的复杂性和多样性，本共识认为：应根据化疗具体实施方式灵活定义多日化疗的各时期 CINV（以顺铂三日给药为例：第 1 ~ 3 天为急性、第 4 ~ 7 天为延迟性、第 8 天至下一周期化疗开始为风险期外）【同意：94.74%】。多日化疗可能造成不同时期 CINV 的重叠，从而带来更为复杂的临床表现，可能对患者生活质量和心理状态产生更为显著的影响。本专委会前期研究提示：接受含三日顺铂化疗的患者中，即使按照现行指南规范预防 CINV，仍有超过 70% 的患者出现了急性或延迟性CINV，约 60% 的患者发生风险期外 CINV。多日化疗广泛应用于各种恶性肿瘤的内科治疗，对于多日化疗引起的 CINV 应予以更多关注，并尽快摸索出更为合理有效的针对多日化疗 CINV 的防控方法。

第二章

CINV临床管理

第一节　化疗前管理

一、 CINV宣教和心理护理

（一）用药宣教

（1）患者初次化疗前，医生和专科护士应为患者介绍 CINV 相关知识，内容包括：抗肿瘤药物的常见副反应、抗肿瘤药物治疗所致不同类型恶心或呕吐的治疗原则、常用止吐药物的使用方法和注意事项等【同意：100%】。提升患者对 CINV 的认知，缓解恐惧、焦虑、抑郁等情绪。

（2）患者在化疗过程中会对恶心、呕吐留下深刻的印象，进而产生条件反射，在化疗前就开始出现这类反应（参见预期性 CINV），严重者甚至会恐惧化疗，导致治疗中断。护理人员在对这类患者进行护理时，应当告知患者从第一次化疗就接受 CINV 规范预防的重要性，强调规范预防可以有效缓解化疗期间恶心、呕吐，借以提升患者的治疗依从性【同意：94.74%】。

（3）指导患者进行个体化的 CINV 防控。由于个体差异等因素，基于主要的随机对照试验（RCT）数据，目前规范治疗能够预防超过约 70% 的风险期内 CINV，但在真实世界中可能低于这个水平。另外，风险期外 CINV 还没有得到充分的重视，也缺乏相应的防控指南。因此，护理团队应与医疗团队充分讨论，依据临床实际和实践经验，对患者进行个体化的 CINV 防控指导。

（二）饮食宣教

（1）营造适宜的用餐环境，尽量减少强烈的气味及视觉刺激，适时通风，穿宽松的衣服【同意：94.74%】。

（2）少食多餐，小口喝水，确保饮入足够的液体，以免脱水。避免食用过烫、辛辣、过甜、油腻或油炸食品，应以高热量、高蛋白、低脂、富含维生素、易消化的且没有强烈气味的流质或半流质食物为主。可饮用清凉爽口的液体，如姜汁汽水、苹果汁、肉汤和茶，可口含清凉的糖果，有助于缓解胃口不佳或恶心症状。吮吸冰棒或冰镇水果（使用忌冷药物的患者除外），有利于缓解恶心症状，进食后用清水漱口。鼓励患者根据地区饮食习惯、特色，在上述建议内合理选择适口的饮食【同意：94.74%】。

（3）若患者口服止吐药，建议在饭前服用。发生呕吐后应立即用清水漱口，30 ~ 60 分钟后先喝少许清水，再尝试食用面食及蛋白质丰富的食物，最后添加奶制品。必要时可与营养师协商制订个体化食谱【同意：89.47%】。

（三）心理护理

CINV 对患者的生理和心理都会产生明显的负面影响，是患者对化疗依从性下降的重要原因之一。而给予患者足够的心理支持，是提高患者和家属应对 CINV 的有效措施。影响 CINV 的有关因素除了抗肿瘤药物以外，还包括患者的焦虑症史、既往化疗史、呕吐情况、伴随用药等。因此，在化疗前，医护人员应针对患者最关心的问题进行充分的心理健康教育，内容应包括必要的人文关怀，介绍 CINV 的相关知识及治疗方案，同时还应进行心理状态评估和针对性的干预等【同意：100%】。预期性 CINV 多与患者既往化疗过程中不愉快的恶心、呕吐体验有关，除了给予最佳的止吐治疗以外，还可以采用心理干预，强化治疗效果。

二、制订规范的CINV预防计划

止吐治疗应在每次抗肿瘤药物给药前使用。由于在高度或中度致吐风险化疗药物给药完成后，患者发生恶心呕吐的风险仍然将持续数天，因此，指南建议在整个风险期内均需预防 CINV。预防方案的选择应基于抗肿瘤药物的致吐风险等级（其中联合抗肿瘤方案在致吐风险最高的药物的基础上，适当上调 CINV 风险等级）、患者个体危险因素及充分考虑同时使用的非抗肿瘤治疗导致恶心呕吐的风险（如患者合并使用阿片类镇痛药等）（表 1–3）、既往化疗时恶心呕吐的控制情况等因素综合考虑。

（一）高致吐性化疗所致恶心呕吐的预防

结合目前相关指南及专家共识，在高致吐性化疗前采用三药联合方案或四药联合方案都是推荐方案（表 2-1）。三药联合方案有：① NK-1RA + 5-HT$_3$RA + DEX；② NK-1RA + 5-HT$_3$RA + OLA。四药联合方案为：NK-1RA + 5-HT$_3$RA + DEX + OLA。在中国人群中开展的研究显示，沙利度胺联合帕洛诺司琼和地塞米松可以预防初治化疗患者的延迟性 CINV，在减轻厌食方面也表现出一定作用，已纳入 CSCO 指南（Ⅱ级推荐，1B 类证据）。奥氮平作为精神类药物，具有嗜睡、镇静等不良反应，但可明显缓解肿瘤患者的焦虑和抑郁。在不同的联合给药情况下，应注意药物之间的相互作用和副反应叠加等风险，合理调整地塞米松或奥氮平的用量（如地塞米松与 NK-1 受体拮抗剂联用时，常将地塞米松的剂量减半）。

（二）中致吐性化疗所致恶心呕吐的预防

对于不伴有其他风险因素的患者，指南推荐采用 5-HT$_3$RA + DEX 的标准二联方案预防 CINV；而对于有焦虑或抑郁倾向的患者，可考虑在此方案基础上加用奥氮平；对伴有其他风险因素或既往使用二联方案治疗失败的患者，考虑选择三药联合方案：① 5-HT$_3$RA + NK-1RA+ DEX；② 5-HT$_3$RA +DEX + OLA（表 2-1）。研究数据显示：5-HT$_3$RA + NK-1RA+ DEX 方案可显著减少中度致吐性化疗延迟性 CINV 的发生。

表 2-1 相关指南预防方案药物选择汇总表

不同致吐风险分组		MASCC/ESMO 预防方案药物选择（2019）	ASCO 预防方案药物选择（2020）	NCCN 预防方案药物选择（2020 V1）	CSCO 预防方案药物选择（2021）
HEC（约占CINV患者比例：48%）		$5-HT_3RA+NK-1RA+DEX\pm OLA$（唯一推荐）	$5-HT_3RA+NK-1RA+DEX+OLA$（唯一推荐）	$5-HT_3RA+NK-1RA+DEX+OLA$（优先推荐） $5-HT_3RA+NK-1RA+DEX$（推荐） $5-HT_3RA+DEX+OLA$（推荐）	$5-HT_3RA+NK-1RA+DEX$（I级推荐，1A类证据） $5-HT_3RA+OLA+DEX$（I级推荐，1A类证据） $5-HT_3RA+NK-1RA+OLA+DEX$（I级推荐，1A类证据） $5-HT_3RA+$沙利度胺$+DEX$（II级推荐，1B类证据）
MEC（约占CINV患者比例：41%）	定义	➤无明确定义 ➤卡铂归属MEC，但推荐如下止吐方案	➤无明确定义 ➤卡铂(AUC≥4)归属MEC，但推荐如下的止吐方案	➤MEC方案合并CINV风险因素（例如：女性，年龄<50，既往有CINV史、少量饮酒史、晕动病史、孕吐史、CINV高预期等） ➤MEC方案且既往化疗同期二联止吐方案（$5-HT_3RA+DEX$）预防失败	
	高风险MEC				$5-HT_3RA+DEX$（I级推荐，1A类证据） $5-HT_3RA+NK-1RA+DEX$（I级推荐，1A类证据） $5-HT_3RA+OLA+DEX$（II级推荐，2A类证据）

续表

不同致吐风险分组			MASCC/ESMO 预防方案药物选择（2019）	ASCO 预防方案药物选择（2020）	NCCN 预防方案药物选择（2020 V1）	CSCO 预防方案药物选择（2021）
MEC（约占CINV患者比例：41%）	高风险MEC	推荐的止吐方案	5-HT$_3$RA+NK-1RA+DEX（唯一推荐）	5-HT$_3$RA + NK$_1$RA +DEX（唯一推荐）	5-HT$_3$RA+NK-1RA+ DEX 5-HT$_3$RA+DEX+OLA	—
		无其他风险因素的MEC	5-HT$_3$RA+DEX	5-HT$_3$RA+DEX	5-HT$_3$RA+DEX	—
	低度致吐风险			—	—	任意单一止吐药物（Ⅱ级推荐，2A类证据）
	轻微致吐风险			—	—	不推荐常规预防

（三）低致吐性化疗所致恶心呕吐的预防

对于低致吐性化疗，指南建议使用单一止吐药物或暂不使用止吐药物（表 2-1），单一用药考虑 5-HT₃ 受体拮抗剂、地塞米松、多巴胺受体拮抗剂（如甲氧氯普胺）或氯丙嗪等。

（四）轻微致吐性化疗所致恶心呕吐的预防

对于无恶心呕吐史的患者，不必在化疗前常规给予止吐药物（表 2-1）。如果患者发生呕吐，后续治疗前应参照低致吐性化疗所致恶心呕吐的预防进行处理。

（五）多日化疗所致恶心呕吐的预防

对于多日化疗患者，化疗期间每日均有急性和延迟性 CINV 风险，尤其在首日化疗后至末剂化疗期间，急性和延迟性 CINV 重叠。另据本专委会完成的相关研究结果显示，含顺铂多日化疗会导致 30% 以上的患者出现风险期外 CINV。指南指出对于多日化疗，可根据前述原则制订 CINV 预防给药方案，但是药物的使用频率和时间可不同于单日抗肿瘤治疗的预防方案。指南相关内容提示，对于高度致吐风险的多日化疗方案，可考虑以下思路制订 INV 预防方案。①延长 NK-1 受体拮抗剂的给药时间。根据本专委会完成的一项 RCT 研究结果，增加 NK-1 受体拮抗剂的给药天数至 6 天（如口服阿瑞匹坦 125 mg D1，80 mg D2—6）可以显著预防或缓解全周期内 CINV；目前正在开展的一项福沙匹坦 2 剂次给药预防 CINV 的 RCT 研究中期数据也显示出上述效果，这样一些新的给药方法值得进一步研究和尝试【同意：100%】。②可以考虑使用半衰期较长的止吐药物如福沙匹坦、奈妥匹坦、帕洛诺司琼等用于多日化疗方案【同意：100%】。③考虑联合使用劳拉西泮（5-HT$_3$RA + DEX + NK+1RA± 劳拉西泮）作为强化预防 CINV 的治疗方案【同意：89.47%】。

对于中度或低度致吐风险的多日化疗方案，亦可根据前述原则和思路个体化制订适合的 CINV 预防方案。

（六）口服药物致恶心呕吐的预防

（1）对中 - 高致吐风险方案，5-HT$_3$ 受体拮抗剂可持续每日给药，推荐使用口服（如长效 5-HT$_3$ 受体拮抗剂帕洛诺司琼胶囊等）或外用剂型，以增加患者给药的便利性和舒适性【同意：100%】。

（2）对轻微 - 低致吐风险方案不做常规预防，仅在必要时给予 5-HT$_3$ 受体拮抗剂、甲氧氯普胺或氯丙嗪中的一种作为解救治疗【同意：94.74%】。

（3）对于仅以恶心症状为主要表现的口服化疗患者，可考虑使用具有止吐作用的中成药（如"藿香正气液"等）作为预防给药【同意：94.74%】。

（七）预期性恶心呕吐的预防

随着化疗次数的增加，预期性恶心呕吐发生率常有增加的趋势。预期性恶心呕吐一旦发生，治疗较为困难，所以最佳的治疗是预防其发生，即尽可能在每周期化疗中都能有效预防恶心呕吐的发生。本共识建议试用行为治疗，包括渐进式肌肉放松训练、系统脱敏疗法、催眠、认知分散、瑜伽、针灸或穴位按压、音乐等，可用于治疗预期性恶心和呕吐；同时建议加强患者教育，提供更多 CINV 的知识，使患者全面了解治疗过程中可能发生的情况及相应预防和处理措施；对于过分焦虑的患者可考虑给予抗焦虑药物，同时给予有效的心理干预【同意：100%】。研究显示，苯二氮䓬类药物可以降低预期性恶心和呕吐的发生，但其有效性会随化疗的持续而呈下降趋势，其他可用药物有阿普唑仑和劳拉西泮等。

三、结合临床实际制订个体化的CINV预防计划

应对 CINV，预防是关键。CINV 的风险除与化疗方案有关，还与患者方面的因素相关。然而，目前各大指南均根据具有最高致吐风险的化疗药物选择 CINV 预防用药方案，未纳入已知的患者个体因素。有研究显示，具有 4 ~ 6 种个体危险因素的患者，即使进行预防性治疗，发生 CINV 的概率仍高达 76%，其风险明显高于不伴有任何高危因素的患者。因此，仅仅根据化疗致吐风险制订预防用药计划，可能会因低估患者 CINV 风险而导致用药强度不足，使 CINV 发生率增加。止吐药物的选择应基于化疗方案的致吐风险和既往止吐药物的用药经验，并充分考虑与患者相关的危险因素。然而，现阶段缺乏比较全面且实用的 CINV 患者方面的风险分级评估。专家认为，有必要建立基于致吐药物和患者相关因素的 CINV 预测模型用于化疗前充分评估患者发生 CINV 的风险，以便为患者提供更全面的预防性止吐治疗方案【同意：100%】。

在研究数据相对缺乏的情况下，可暂时根据 Dranitsaris 评分将患者分为高危组与非高危组（详见第一章第二节有关内容）。对于非高危组患者，可根据现行指南推荐进行 CINV 预防用药；而对于高危患者，需在参照指南不同级别致吐风险的基础上将致吐风险提升一个等级来制订给药方案（若已为最高等级，则考虑加用具有一

定止吐作用的药物增强疗效，如镇静药物、沙利度胺、甲地孕酮、维生素 B$_6$、藿香正气液等），且应兼顾具体危险因素及既往出现的 CINV 特点灵活调整用药。比如当患者存在"化疗前睡眠障碍"因素，可于用药前使用镇静助眠药物；又如既往有延迟性或风险期外 CINV 经历，建议用药方案尽可能包含对预防延迟性 CINV 更有效、半衰期更长的止吐药物；必要时可适当延长部分止吐药物用药时间。

化疗及恶心呕吐反应均可能导致胃黏膜损伤，而胃部病变又可能加重恶心呕吐症状。研究显示，质子泵抑制剂联合常规止吐方案能有效预防化疗所致的恶心、呕吐等胃肠道反应。本次专家共识建议，针对高危患者或有难治性 CINV 病史的患者，考虑于风险期内使用质子泵抑制剂，或至少需使用铝碳酸镁咀嚼片等胃黏膜保护剂【同意：100%】。

第二节　化疗中管理

一、 CINV患者主动记录和报告

对于患者来说，呕吐次数相对容易记录和陈述。由于恶心的主观性很强，本共识建议采用患者易于完成的自陈式 CINV 评估工具，如包含视觉模拟评分量表（visual analogue scale, VAS）的多国癌症支持治疗学会（Multinational Association of Supportive Care in Cancer, MASCC）止吐评价工具（MASCC Antiemesis Tool, MAT）【同意：100%】。MAT 可以帮助患者进行症状自我管理，增加患者对治疗的参与度和满意度。量表包括 8 个问题，记录的是化疗后 24 小时内（急性 CINV）和 24 小时后 (延迟性 CINV) 恶心和呕吐的情况，供患者或家属自己记录，每个化疗周期记录一次（表 2-2）。

表 2-2 中文版 MASCC 止吐评价工具（MAT）

MASCC 止吐评价工具（**MAT**）针对化疗过程中出现的恶心呕吐而设计，主旨是协助您的医护人员为您提供更好的防治手段。准确填写该表格有助于使该不良反应得到最佳控制。

以下是本表格中涉及的一些名词的定义：

呕吐：胃内容物返流经口吐出。

恶心：一种想要呕吐的感觉。

第一部分

请在化疗后第二天填写该问卷

化疗后**24小时**您的恶心与呕吐的情况：

1.化疗后**24小时内**，您是否有呕吐的情况？ □是 □否

2.如果您在化疗后**24小时内**出现呕吐，您呕吐了多少次？ ＿＿＿＿＿＿次

3.化疗后**24小时内**，您是否有恶心的感觉？ □是 □否

4.如果您有**恶心**的情况，请圈出或者写下最能够体现您恶心严重程度的数字，在过去的**24小时内**，您恶心的情况有多严重？

| 0 | 1 | 2 | 3 | 4 | 5 | 6 | 7 | 8 | 9 | 10 |

没有恶心 极度恶心

第二部分

请在**化疗 1 周后**填写这张表：

5.化疗结束24小时之后您有呕吐反应吗？ □是 □否

6.如果在此期间您有呕吐，您吐了多少次？ ＿＿＿＿＿＿次

7.化疗结束24小时之后您有恶心反应吗？ □是 □否

8.如果您有恶心反应，请圈出或者写下最能够体现您恶心严重程度的数字，在过去的**这段时期**，您恶心的情况有多严重？

| 0 | 1 | 2 | 3 | 4 | 5 | 6 | 7 | 8 | 9 | 10 |

没有恶心 极度恶心

共识还建议根据 MAT 制作"患者 CINV 症状自评日记"（表 2-3），要求患者从化疗开始每天评估并记录化疗相关恶心、呕吐等各方面的发生情况，直至下次入院为止【同意：100%】。患者或家属在护士巡视及医生查房时需主动报告化疗期间 CINV 情况，从而可获得和 CINV 相关的健康指导及解救治疗。

表 2-3 CINV 症状自评日记

报告内容 / 项目	是否发生不良反应	不良反应的严重程度分级	发生时间	持续时间（天）	在填写问卷时该不良反应是否仍持续存在	最近一次化疗时间
恶心						
呕吐						
便秘						
食欲下降						
味觉障碍						
腹泻						
疲劳						
疼痛						
感觉异常						
呼吸困难						

1 级：轻度；无症状或轻微；仅为临床或诊断所见；无需治疗。

2 级：中度；需要较小、局部或非侵入性治疗；与年龄相当的工具性日常生活活动受限 *。

3 级：严重或者具重要医学意义但不会立即危及生命；导致住院或者延长住院时间；致残；自理性日常生活活动受限 **。

4 级：危及生命；需要紧急治疗。

5 级：与不良反应相关的死亡。

日常生活活动（ADL）

* 工具性日常生活活动指做饭、购买衣物、使用电话、理财等。

** 自理性日常生活活动指洗澡、穿脱衣、吃饭、盥洗、服药等，并未卧床不起。

二、　CINV评估流程

CINV 的全面评估对症状的预防和管理是十分重要的，本专委会讨论后，建议将 CINV 评估纳入住院常规护理【同意：100%】。流程包括：制作化疗患者 CINV 巡视表，护士在上午 10 点及下午 4 点询问患者前一天及当天恶心呕吐的情况，记录呕吐发生的次数、MAT 量表的分数，食欲、饮食情况、疲乏等情况，以及是否需要医疗手段干预，并根据评估结果及时通知医生调整止吐方案。对于已经出现 CINV 的患者，则即时给予解救。

医护人员亦可结合通用不良事件术语标准（Common Terminology Criteria for Adverse Events，CTCAE）5.0 版本关于胃肠不良反应的评价标准来评估 CINV（表 2-4）。CTCAE 5.0 将恶心分为 3 个等级，呕吐分为 5 个等级。

三、　风险期内CINV的解救治疗

临床将急性 CINV 和延迟性 CINV 合并称为"风险期内 CINV"。临床研究提示：按现行指南制订规范的 CINV 预防方案可以避免 70% 以上的患者出现风险期内 CINV 反应，但真实世界情况可能较为严重。

当患者发生风险期内 CINV 后，应该及时审核本次预防止吐方案是否规范，发现问题必须立即修正；如预防方案符合规范，则应注意各种非化疗因素导致呕吐的情况（如颅内高压、前庭功能障碍、青光眼、电解质紊乱、血压异常、血糖异常、肠梗阻、肝功能异常、肾功能异常、心律失常、心功能异常、肿瘤侵犯至肠道或其他胃肠道异常、其他合并症、周围环境因素等），发现后要及时给予针对性处理。

对于患者正在发生的 CINV，还需考虑临时调整或增加止吐药物予以解救。对于急性 CINV，可临时加用 $5-HT_3$ 受体拮抗剂或换用另一种 $5-HT_3$ 受体拮抗剂进行解救【同意：100%】。临床上，除 $5-HT_3$ 受体拮抗剂外，备选药物还包括异丙嗪、丙氯拉嗪、甲氧氯普胺、奥氮平、劳拉西泮、氟哌啶醇、屈大麻酚、大麻隆、东莨菪碱、奥美拉唑、甲地孕酮等，祖国医药（针灸、藿香正气液等）也可能有效。对于延迟性 CINV，可考虑增加 NK-1 受体拮抗剂次予以解救【同意：100%】。

CINV 解救治疗应注意使用合理的给药途径：对于口服困难的患者，可以经皮下、静脉、直肠等途径给药。在止吐药物选择方面，不同机制的药物可以考虑联合给药，相同机制的药物可以考虑轮替给药。除现行指南推荐的止吐药物可供选择外，本次专家共识认为：合理使用祖国医药（包括针灸、穴位按压、藿香正气液等）也能有效解救 CINV 反应【同意：100%】。

四、 CINV的其他非药物干预措施

除了规范使用止吐药物，一系列非药物的干预措施在恶心和呕吐症状的管理中也发挥着重要作用。目前较为有效的非药物干预措施主要以行为治疗为主，行为治疗包括系统性脱敏治疗、意象引导、催眠、渐进性肌肉放松、音乐疗法、运动疗法等【同

意：95%】。

系统性脱敏治疗、意象引导、催眠等通过改变患者对化疗和 CINV 的认知与判断，消除患者对 CINV 的焦虑及恐惧感，从而改善患者恶心、呕吐的症状。但以上方法的实施对治疗环境和参与人员有严格的要求，仅适用于个体或小范围的群体治疗。

以渐进性肌肉放松为代表的放松训练通过渐进有序的放松肌肉的方法使患者达到全身放松的状态，同时可降低患者交感神经系统兴奋性和呕吐中枢敏感性。护理人员仅需接受相关培训就能指导患者进行放松训练。目前国内已有较为完善的肌肉放松训练教程，患者可利用音、视频等形式进行放松训练。

音乐疗法利用音乐改善患者生理及心理状态，进而降低 CINV 的发生频率及严重程度，消除不良情绪。但由于患者的文化背景、个人特质等差异，音乐类型应根据患者的喜好来进行个体化选择。此外，音乐疗法可与放松训练、意象引导相结合。

关于运动疗法，NCCN 有关指南指出，通过规律运动，能减缓肿瘤治疗引起的相关不良反应。肿瘤患者适宜的运动方式包括散步、快走、瑜伽等，多项研究显示，瑜伽能缓解患者在化疗期间的恶心呕吐症状。

本次专家共识认为：CINV 需要综合预防和治疗，需要开展严格设计的临床研究进一步探索非药物干预对 CINV 防控的作用【同意：100%】。

第三节　化疗后管理

一、　CINV患者主动记录和报告

化疗结束后数分钟至数小时，患者有可能发生急性 CINV，此后数天至下一周期化疗还可能发生延迟性 CINV 和风险期外 CINV。所以在化疗期间，应鼓励患者使用 MAT 量表或症状自评日记进行 CINV 自评（参考本章第二节部分内容）；在住院期间护士巡视及医生查房时要主动报告结果；在居家期间仍需逐日做好记录，必要时在就诊或下次住院时主动报告结果【同意：100%】。

护士应遵照化疗中的 CINV 评估流程，对化疗结束后的在院患者进行两次常规评估，对正在经历 CINV 的患者则进行即时、全面、动态的评估，及时通知医生进行处理；对于出院居家的患者可以使用电话、网络软件等方式进行随访，酌情指导；对于再次入院化疗的患者，应收集 CINV 日记并协助医生进行评估和指导下一次的 CINV 预防【同意：100%】。

二、风险期外CINV的解救治疗

根据本专委会研究结果，约30% 的患者在 CINV 风险期外仍会出现恶心呕吐反应。长期存在的 CINV 常常令患者难以承受，严重影响患者的生活质量。如果 CINV 得不到有效控制，患者可出现内环境紊乱、营养失调、功能性活动受限，甚至还会产生焦虑、抑郁等精神症状，导致患者对治疗的恐惧感增加、依从性下降，严重时导致终止化疗，影响患者预后。目前指南对风险期内 CINV 防控建议较为清晰，但是对风险期外 CINV 的研究相对缺乏，临床管理更需要强化。

由于住院天数的限制和门诊化疗的推广，许多患者的风险期外 CINV 发生在居家期间，相较于风险期内呕吐症状，风险期外 CINV 通常以持续性的恶心症状为主要表现，造成患者食欲难以恢复、体力状况下降等情况，对患者的不良影响更为显著。因此，加强患者居家期间发生风险期外 CINV 的管理非常重要。

首先，规范实施 CINV 预防对减少风险期外 CINV 至关重要。若在此基础上患者仍然发生风险期外 CINV，则考虑采用以下处理方法。①临时给予止吐药物，首选 NK-1 受体拮抗剂【同意：95%】，备选药物包括甲氧氯普胺、地塞米松、镇静药物（如奥氮平）、沙利度胺等。②适当延长预防期间 NK-1 受体拮抗剂的给药时间，增加给药剂次【同意：100%】。本专委会相关研究结果显示：CINV 预防用药期间延长阿瑞匹坦给药时间至 6 天，或福沙匹坦第 1、3 天两次给药（研究中期数据）可以显著增加风险期外 CINV 完全保护天数，显著提升风险期外患者的生活功能。③祖国医药可能对于风险期外 CINV 有一定疗效【同意：100%】。中医认为，化疗药物损伤脾胃，中焦失和，升降失司，胃气不降，气逆而上，从而导致恶心呕吐。治疗 CINV 的方法有针刺、灸法、穴位贴敷、中药内服等。本专委会研究显示：合并使用藿香正气液可能减少风险期外 CINV 反应。另有研究显示，灸疗足三里、中脘、内关、气海等穴位，可明显减轻化疗患者的 CINV 症状，并起到增进食欲的作用；参苓白术散、姜橘暖胃膏等方剂也可能对症状缓解有一定的效果。④观察发现甲地孕酮能够有效减轻消化道反应，并增进肿瘤患者的食欲，进而使患者体重增加；口服复合益生菌补充剂可缓解化疗期间恶心呕吐反应，提高生活质量。对于上述 CINV 辅助治疗方法可进一步研究。口服给药或贴剂等无创给药方式更简便易行，优化给药途径可以更好地提高患者治疗依从性和疗效。

三、出院宣教

（一）用药宣教

指导患者离院期间应遵医嘱使用止吐药，即使患者感觉良好，也要鼓励患者利用多种途径主动报告 CINV 反应并获得相应用药指导【同意：95%】。

（二）饮食宣教

参见化疗前的饮食宣教内容。

（三）自我缓解措施

指导患者在发生 CINV 时可采用以下非药物干预措施来缓解：①音乐疗法；②行为疗法；③非药物干预（具体内容参考本章第四节）与止吐药联合使用等。

（四）主动记录和报告

指导患者在化疗后坚持记录并报告 CINV 发生的情况，使用

MAT 量表、患者症状自评日记或患者不良反应自我报告表。

第四节　居家管理

一、CINV主动记录和报告

（一）MAT量表及患者症状自评日记

在进行下一周期治疗前需要重新评估患者的 CINV 情况并调整治疗方案，但现有的临床研究更注重风险期内 CINV 的预防和管理，忽视了风险期外 CINV 的评估。加之回忆有偏差，患者的叙述不能准确地反映风险期外 CINV 情况。因此，需要患者自行记录并报告居家期间的 CINV 情况。本次专家共识建议患者居家期间使用 MAT 量表或患者症状自评日记，客观、真实记录出院后的 CINV 情况，在下次入院时主动报告，作为医生制订下次化疗前的止吐方案及护士给予相关指导的依据。

（二）利用电子设备和互联网进行居家管理

随着互联网和智能手机的普及，远程医疗在肿瘤症状管理中的应用越来越广泛。基于手机智能软件，护士可在患者出院前，教会患者在智能平台打卡，记录当日的 CINV 情况。医护人员可通过手机软件医护端查阅患者前一天的 CINV 情况。对于出现严重恶心或呕吐的患者，护士可电话联系患者，了解患者是否及时就诊，了解目前症状有无缓解，将患者的 CINV 情况及就诊事宜告知主管医生，医生可通过手机软件开具电子处方并给予相应处理。

基于智能软件和互联网对化疗患者 CINV 进行全程管理，可有效提高管理效率，提升就医感受，对患者、家属及社会发挥积极作用。本次专家共识认为：今后可尝试使用界面友好的手机软件建立患者个体和群体的 CINV 症状管理随访档案并定期总结，有利于对 CINV 全程管理策略进行动态调整。未来可考虑将症状管理 APP 与院内电子病历系统连接，提高症状管理效率【同意：100%】。

二、风险期外CINV解救治疗

参考本章第三节内容。

三、风险期外CINV非药物干预

风险期外 CINV 多发生于患者居家期间，在此期间，CINV 的症状管理离不开家庭成员的参与和社会支持。家庭成员应营造温馨的氛围；消除房间异味，以避免刺激性气味引起患者恶心、呕吐；协助患者调整饮食结构；同时还需提供一定的心理支持。医护人员可建立随访制度，及时了解居家患者恶心、呕吐情况，并及时提供科学、有效的应对策略，同时为下一周期的重新评估和调整治疗方案提供依据（可参考本章第二节及第三节相关内容）。

第五节 继承和发扬祖国医学用于CINV防控

祖国医学中虽无化疗相关性恶心呕吐这个特定名称，但对恶心、呕吐病症具有明确记载。化疗所致恶心呕吐，属中医学"呕吐"范畴。中医学在治疗呕吐方面具有丰富经验，可以作为临床治疗本病的重要辅助手段。中医学认为，化疗药物为"药毒""邪毒"等。因此，CINV 病因为毒邪伤正，正气耗伤，损伤脾胃，脾胃受损后健运失司，胃失和降，升降失调，最终致胃气上逆，从而出现恶心、呕吐。

中医对于 CINV 的治疗大致可分为以下几种方式。

一、中药方剂

CINV 的中医辨证可分为虚证、实证及虚实夹杂。虚证主要证型有脾胃虚寒、胃阴不足，实证主要证型有痰湿中阻、肝郁气滞、脾胃湿热。因此，中医对 CINV 治疗以降逆和胃止呕为基本原则，包括益气养阴、健脾和胃、降气化痰、疏肝泻热等基本治法。辨证论治：脾胃虚寒，以吴茱萸汤加减；胃阴亏虚，以益胃汤加减；痰湿中阻以小半夏加茯苓汤加减；肝气郁滞以小柴胡汤加减；脾胃湿热以蒿芩清胆汤加减。

另有研究显示：运用温胆汤合丁香柿蒂汤可提高含顺铂方案化疗时西药止吐方案的止吐效果，在预防延迟性 CINV 尤为明显；在常规西医止吐治疗基础上，加用黄连温胆汤配合针刺内关、合谷、足三里等穴位，可减轻延迟性 CINV 的严重程度，起到缓解 CINV 症状的作用；小半夏茯苓加减汤直肠滴注、旋覆代赭汤、小柴胡汤合蒿芩清胆汤等均可能对 CINV 有效。

二、中医针灸

2002 年，世界卫生组织推荐了包括放化疗相关不良反应在内的 77 种针灸适应证。中国抗癌协会肿瘤临床化疗专业委员会发布的《肿瘤药物治疗相关恶心呕吐防治中国专家共识（2019 年版）》中指出：中医针灸对防治预期性 CINV 有一定的作用。2019 年，美国国家癌症研究所（NCI）公布的临床证据整合摘要显示：针灸可有效减轻放化疗所致恶心呕吐。据统计，纳入临床试验研究最常用的针灸治疗疗法是针刺疗法，此外还有电针、耳针（耳穴贴压）、艾灸、激光针刺、经皮电刺激及穴位按压。穴位选择频次从高到低依次为内关、足三里、中脘、合谷、公孙、神阙、涌泉。

此外，研究显示，艾灸治疗可能有助于降低由化疗引起的胃肠道毒性作用，调节肠道微生物和胃肠动力，改善恶心呕吐等症状。

三、中成药物与其他中医疗法

本专委会主导完成的一项随机双盲安慰剂对照研究证实，中成药"藿香正气液"对缓解 CINV 有效。另有研究显示，如五禽戏、八段锦、太极拳等有氧运动，尤其八段锦锻炼可调理脾胃，改善体质，减轻化疗后的不良反应，对化疗后患者的调理具有独特的作用。

综上，本次专家共识认为：中国患者对中医药治疗的接受度较高，加之治疗成本相对较低，故中医药适用于 CINV 全程管理，尤其适用于居家期间的 CINV 防控；建议开展严格设计的临床研究，进一步验证和优化中医药治疗对 CINV 的防控效果【同意：100%】。

第六节　综合治疗提高化疗患者生活质量

化疗药物对胃肠道黏膜的急性损伤会造成化疗相关性胃肠道功能严重紊乱，可导致肠道吸收和分泌失衡，更加重 CINV。无论是恶心、呕吐、腹泻还是便秘，都是消化功能紊乱的表现形式，都会导致患者肠道微生物群体失调，故在化疗间歇期尽快促进肠道功能的恢复是减轻 CINV 的重要举措之一，物理疗法、祖国医学及益生菌补充剂等在促进胃肠道功能恢复方面可能具有一定效果。

一、物理治疗

1. 心理和情绪疏导

患者对化疗认识不足，常伴有不同程度的焦虑或抑郁心理，医护人员需对患者加强健康宣教、心理辅导，加强与患者的交流，耐心倾听患者的诉求，并配合催眠、系统脱敏、放松训练等行为干预措施减轻胃肠道反应。

2. 饮食和活动指导

鼓励患者多饮水，多吃蔬菜、水果及含纤维多的食物；鼓励患者多活动，促进肠蠕动，预防便秘。

3. 按摩

可在患者腹部依结肠走行方向做环状按摩；适当练习深呼吸，锻炼肌肉，增加排便动力；有明显腹胀者，应禁食、采取胃肠减压、肛管排气等治疗。

4. 口腔护理

定时清理口腔异物，促进口腔溃疡的愈合，避免产生刺激性气味。

本次专家共识认为：物理治疗具有患者接受度高、无药物相互作用风险、便于患者自行实施等特点，可以用于 CINV 全程辅助管理；建议开展严格设计的临床研究进一步验证物理治疗对 CINV 的防控效果【同意：100%】。

二、中医疗法

（具体内容参考本章第五节相关内容）

三、应用肠道益生菌补充剂

较多研究结果证实，化疗会引起肠道菌群紊乱，主要表现为多样性和数量减少。肠道菌群紊乱可导致炎症相关信号通路的激活，肠道屏障功能受损，进而发生恶心、呕吐、黏膜炎、腹痛、腹泻等不良反应。CINV与化疗所致肠道菌群紊乱可以相互作用，使患者在化疗期间的消化道功能进一步恶化。近年来，大量关于益生菌健康效应的研究不断涌现。研究表明，益生菌不仅可改善抗肿瘤治疗的效果，还能减少治疗相关的不良反应。如丁酸梭菌能减少肺癌患者以铂类为基础的化疗诱导的腹泻；鼠李糖乳杆菌可减少急性白血病患者化疗相关的恶心、呕吐和腹胀等。益生菌减少化疗毒副反应的可能机制包括诱导促炎细胞因子失活、抑制细胞凋亡、维持细胞周期、减轻氧化应激诱导的黏膜损伤、抑制病原体的定植和生长、调节免疫等。

本专委会发起并完成的一项随机双盲安慰剂对照研究发现：化疗期间持续口服复合益生菌补充剂化唯益益生菌固体饮料（BP-1），较安慰剂组能有效减轻呕吐、腹泻、食欲下降、便秘等反应，并可很好地保障患者在化疗期间的生活质量。研究组通过粪便微生物信息检验分析发现，治疗组患者粪便中双歧杆菌属及毛螺菌属的丰度明显升高，而拟杆菌属丰度有所下降。近期，上海交通大学研究团队发现，双歧杆菌可以缓解由伊匹木单抗治疗导致的免疫性肠炎。由于益生菌干预方案品种繁多，肿瘤治疗方案不同，也有一些相关临床研究并未得到阳性结果。

综上，本次专家共识认为：益生菌补充剂使用方便、安全，患者接受度较高，适用于CINV全程辅助管理，基于目前已有的研究证据，包含乳酸杆菌属和双歧杆菌属的益生菌制剂可能具有减少化疗不良反应，提高肿瘤患者化疗期间生活质量的作用。建议开展严格设计的临床研究，进一步探索益生菌制剂对CINV的防控效果【同意：100%】。

第三章

CINV临床研究建议

第一节　建议把"风险期外CINV"作为CINV 临床研究的重要研究对象

　　我们对 CINV 的认识经历了较长的时间：最早被认知的是"急性 CINV"，因为在化疗药物输注的当天，医护人员往往给予患者最大程度的关注；之后有研究者发现，在致吐药物给药完成后还存在一个 CINV 发生的高峰时段，限于当时的观察期，就把发生在化疗药物输注完成后的 4 天内发生的 CINV 定义为"延迟性 CINV"。故目前主流指南按发生时间通常将 CINV 划分为"急性 CINV"和"延迟性 CINV"，两者时程相加即"CINV 风险期"。根据文献检索发现，多数 CINV 领域重要的 RCT 临床研究均将从化疗开始至化疗给药完成后的 4 天作为研究的观察期。

那么，上述观察时限对于 CINV 研究是否足够呢？美国国立卫生研究院（NIH）对于"延迟性 CINV"有如下描述：发生于化疗药物给药完成之后的恶心呕吐现象为延迟性 CINV。从文字上分析，CINV 发生于致吐性化疗药物给药之后，但何时停止却没有给出确切的时间。目前认为的延迟性 CINV 发生于化疗药物给药结束后的第 1～4 天，但临床常有患者主诉化疗后恶心呕吐症状会持续相当长一段时间，加之不同的化疗给药方式（如顺铂多日给药等）可能造成药物代谢特点不同，所产生的不良反应也可能不同，所以对于可能发生在风险期外的 CINV 应给予足够的关注。

基于本专委会完成的一项全省多中心 CINV 真实世界研究和前期系列研究结果，"风险期外 CINV"存在于接受中度 - 高度致吐风险化疗方案的患者中，其发生率大于 30%。风险期外发生的 CINV 通常以持续性的恶心症状为主要表现，往往严重影响患者在化疗间歇期居家期间的生活功能，造成患者食欲难以恢复，增加对后续化疗的抵触情绪，增加预期性 CINV 的风险，非常不利于患者康复。对风险期外 CINV 加以深入研究和有效防控，将极大提升 CINV 全程管理水平，显著提高肿瘤化疗患者的生活质量。专委会在风险期外 CINV 防控方面做出了初步尝试：研究发现，联合使用藿香正气液以及延长阿瑞匹坦给药时间至 6 天可以显著增加化疗全周期内无 CINV 的天数（NCDs），显著提升风险期外患者的生活功能。另一项正在进行的研究中期分析显示：增加福沙匹坦给药剂次为两次能更好地预防全周期内 CINV。

综上，本次专家共识认为：风险期外 CINV 可以作为一项重要研究终点进行深入研究，进一步了解其特点和影响，着力优化 CINV 全程防控策略和方法，力争做好 CINV 全程管理，对提高肿瘤患者化疗期间的生活质量有重要意义【同意：100%】。

第二节　有必要将研究观察时间延长至整个化疗周期甚至多个化疗周期

目前一般认为，急性 CINV 发生于致吐性化疗药物给药 24 小时内，延迟性 CINV 发生于致吐性化疗药物给药完成后的 2 ~ 5 天。随着研究的不断积累和临床实践的不断深入，研究者发现在多重因素（患者个体因素、瘤种不同、给药时间不同、给药途径不同、预防策略不同、医保政策不同等）的共同作用下，CINV 在真实世界的发生情况可能远比 RCT 研究呈现的情况复杂，CINV 影响患者的时间也更长。本专委会系统统计了四川地区 17 家医院的 CINV 现状：急性 CINV 发生率为 55.3%，延迟性 CINV 发生率为 62.3%，风险期外 CINV 发生率达到 36%；同时，规范使用三联止吐方案的患者比例仅为 21.5%，大部分患者止吐方案仍为 5-HT$_3$ 受体拮抗剂联合或不联合地塞米松。这样的情况也出现在发达国家：近期发表的一项西班牙真实世界研究显示，仅 8% 的高致吐性化疗患者接受了符合指南的 CINV 预防给药方案。一项国外回顾性研究显示，针对高、中度致吐化疗方案，5-HT$_3$ 受体拮抗剂与地塞米松双联止吐对急性 CINV 的保护率为 79.5%，对延迟性 CINV 的保护率为 68.8%，全程保护率为 62.4%。另一项 III 期随机对照研究显示，即便使用 5-HT$_3$

受体拮抗剂、NK-1 受体拮抗剂和地塞米松三联止吐，CINV 完全缓解率（CR）仅为 42%，16.2% 的患者至少发生一次呕吐。

综上，对于规范化或非规范化预防后仍可能在整个化疗期间发生的难以预测的恶心呕吐反应，仅限于风险期内的研究观察显然是不足的。本次专家共识认为：未来 CINV 相关研究的观察期至少应包含一个完整的化疗周期（化疗给药期 + 两次化疗之间的间歇期）；同时还建议在条件允许的情况下延长研究观察期至多个化疗周期【同意：100%】。

第三节　建议对CINV相关临床研究的研究终点进行优化

既往关于 CINV 的临床研究多采用 CINV 完全缓解率（没有呕吐发生也没有给予解救止吐治疗）、无呕吐发生率、CINV 完全控制率 [无呕吐、无恶心（VAS ≤ 5 mm）、无解救止吐治疗]、CINV 完全保护率 [无呕吐、无明显恶心（VAS ≤ 25 mm）、无解救止吐治疗] 等指标作为研究的主要或次要终点。不难发现，这些研究终点相对看重"呕吐"对患者的影响，对于"恶心"症状的关注度相对较小；同时，"率"的统计描述比较概括，无法细致描述出 CINV 对患者的影响程度。

在一项关于奥氮平防控 CINV 的研究中，研究者使用了"无恶心率（without nausea）"作为主要研究终点，结果显示奥氮平在预防化疗所致的恶心症状方面有显著疗效。本专委会主导完成的一项四川省 CINV 真实世界研究显示：在风险期内，恶心和呕吐症状同时影响患者生活功能，其中呕吐的影响较为明显；在风险期外，呕吐对于患者的不利影响迅速减退，恶心成为影响患者生活功能较为明显的症状。长时间的恶心症状可造成患者在化疗间歇期食欲下降、营养状况恶化、预期性 CINV 发生率增加、对后续抗肿瘤治疗的恐惧增加等不良事件。本专家共识认为：在关于 CINV 全程管理（尤其在 CINV 风险期外）的后续临床研究中，可以更加关注患者的恶心症状，考虑把"无恶心发生率""恶心症状完全缓解率"等指标作为研究终点【同意：100%】。在本专委会完成的一项延长阿瑞匹坦给药时间防控含顺铂多日化疗所致的 CINV 的多中心随机对照研究中，以及另一项藿香正气液防控含顺铂化疗所致的 CINV 的随机安慰剂对照研究中，研究者使用了 NCDs 作为研究终点。NCDs 定义为：在 21 天化疗周期中，一天内患者没有呕吐，也没有明显恶心（VAS ≤ 5 mm），无解救止吐治疗，即为 NCD 一天，化疗周期中 NCD 天数的总和即为 NCDs。如果使用患者日记进行记录，则可以精确了解患者每日 CINV 情况。上述研究中使用阿瑞匹坦 6 天给药组平均 NCDs 为 18.28 ± 3.37 天，较 3 天给药组（平均 NCDs=13.58 ± 6.39 天）显著增加（图 3-1）；使用藿香正气液组平均 NCDs 为 18.0 ± 3.66 天，较对照组（平均 NCDs=12.13 ± 7.63 天）显著增加。可见，使用 NCDs 可以更为直观地反映出研究组在 CINV 全周期管理中的优势，是一个较为理想的临床研究终点【同意：95%】。

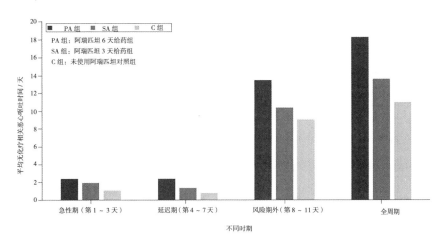

图 3-1 阿瑞匹坦研究 NCDs 比较

一天里没有发生呕吐，同时没有发生明显的恶心，记为一个 NCD；化疗周期内 NCD 的总数即 NCDs。研究显示：阿瑞匹坦 6 天给药使平均 NCDs 达到 18.28 天，显著多于阿瑞匹坦 3 天给药（平均 NCDs=13.58 天，$P < 0.001$）及未使用阿瑞匹坦预防（平均 NCDs=10.94 天，$P < 0.001$）。

第四节 提倡开展CINV全程管理相关研究

近年来，肿瘤综合治疗中放疗及新型生物靶向治疗（包括免疫检查点抑制剂等）所占的比例越来越高，但是化疗仍然是临床综合治疗中最重要的治疗手段之一。CINV 作为最常见的化疗相关不良反应，对患者的不利影响极为显著。所以建设专业化肿瘤科室必须要做到对 CINV 的全程规范管理【同意：95%】。

目前研究显示，抗肿瘤药物主要通过外周途径和中枢途径 2 条通路引起呕吐反射。外周途径一般引起患者在给予患者抗肿瘤药物 24 小时之内发生呕吐，通常表现为急性呕吐（0 ～ 24 小时）。抗肿瘤药物诱导肠嗜铬细胞释放 5-HT$_3$，激活迷走神经的 5-HT$_3$ 受体，继而将信号传递到大脑。中枢途径一般在应用抗肿瘤药物 24 小时之后诱发呕吐，通常表现为延迟性呕吐，而延迟性 CINV 还可以在风险期外发生。正是由于当前对 CINV 的研究有了实质性的进展，让我们明白 CINV 的管理需要覆盖整个甚至多个化疗周期，因此目前国内外也正在对 CINV 全程管理进行深入探索和研究。

虽然 CINV 早已步入规范化预防的时代，但是真实世界的统计数据和指南规范仍然有较大的差距。据海军军医大学的数据显示，尽管在预防性使用止吐药物率为 100% 的情况下，符合指南规范使用止吐药物的比例仍不足 25%，具有巨大的优化空间。欧美的数据显示，在接受中、高风险致吐化疗方案的人群中，急性、延迟性和全程 CINV 预防规范用药的比例也只有 55%、46% 和 29%。另有西班牙真实世界研究报道，接受 HEC 方案化疗的患者，接受规范化 CINV 预防用药的比例仅 8%。本专委会主导的真实世界研究显示：四川省符合指南的 CINV 规范预防用药比例仅为 21.5%，而接受 HEC 方案化疗的患者，CINV 预防规范化程度还不足 5%。这样的现状显然不能令人满意。

CINV 的全程管理需要同时考虑到化疗前、化疗中和化疗后全程管理（请参考第二章相关内容）。CINV 的影响因素除了化疗药物及方案外，还包括患者自身特点，如年龄小于 50 岁、女性、既往恶心呕吐史、焦虑、疲乏、晕车、生活质量低下和低酒精摄入史等。对于具有多种高危因素的患者，即使在充分使用预防性止吐药物的前提下，CINV 的发生率仍然高达 76%，这远远高于不伴有任何高危因素的患者（发生率仅为 20%）。收集和分析上述个体化信息是制订个体化呕吐方案的重要环节，除了优化 CINV 防控效果，还可增加患者对医方的信任感，间接地增加了医患之间的黏性，促使患者治疗结果向更好的方向转归。同时需要强调的是，化疗前良好的沟通和对患者进行 CINV 的宣教也至关重要，患者通过口述和宣传册的学习能够对 CINV 有更好的认知，可大大提高其配合度。本专家共识建议：对 CINV 多因素风险模型进行研究，制作符合临床需求的综合评价工具，并研发更具有临床可操作性的工具载体（如手机软件等），向着个体化 CINV 防控的方向努力【同意：100%】。

在 CINV 的全程管理中，针对急性和延迟性 CINV 的预防往往是我们关注的重点，相关指南均有明确的用药方案建议（参考第二章内容）。在止吐药物联合使用的基础上，我们需要注意药物之间的相互作用，尤其当前化疗越来越多地涉及与免疫治疗、靶向药物、抗血管生成治疗等联合使用，更需要我们在临床研究中去衡量药物相互作用的问题。本专家共识建议：进一步开展临床研究优化化疗与其他抗肿瘤治疗联合方案的 CINV 防控方案【同意：100%】。

除了目前被广泛提及的急性和延迟性 CINV 外，从全程管理的角度出发，风险期外 CINV、爆发性或难治性 CINV、预期性 CINV 等同样严重影响患者在化疗全程的生活质量，需要研究者给予更多的关注。本专家共识建议：未来 CINV 相关临床研究观察期应该至少包含一个完整的化疗周期（包括化疗给药期和化疗间歇期），有条件的话，建议将观察期延长至多个化疗周期。本专委会主导的相关临床研究显示，通过延长或增加 NK-1 受体拮抗剂的给药剂次，联合使用具有镇吐作用的中成药物，可以提高 CINV 全程管理的效果。本专家共识建议：开展临床研究进一步优化 CINV 预防方案，着力降低风险期外 CINV 发生，提高患者生活质量。同时研究显示，预期性 CINV 的发生基于条件反射并受环境影响，研究提示，联合心理调适、适当的运动、抗焦虑药物，营造温馨环境，分散患者注意力，放松心情可能会有助于预期性 CINV 的预防和治疗。本专家共识建议：开展临床研究，探索多学科 CINV 综合防控，着力减少预期性 CINV，可提高患者生活质量。

爆发性或难治性 CINV 是指化疗过程中尽管给予了标准的预防性止吐处理，部分患者仍然会发生的恶心呕吐，极大地影响患者生活质量。由于各时期发生 CINV 机制不同，患者因素各异，止吐药物选择不一，本专家共识建议：开展临床研究，对于不同时期发生的爆发性或难治性 CINV，结合患者个体因素，分别予以个体化的解救治疗（包括优化的止吐药物、有效的辅助治疗手段、适当的给药途径等），以期迅速有效地缓解爆发性或难治性 CINV，提高患者生活质量。

我们梳理发现，基于目前临床工作模式，CINV 全程管理在患者住院期间相对容易开展，却往往忽略了出院后患者的管理和随访。大部分的延迟期 CINV 和几乎所有风险期外 CINV 均发生在患者出院之后，对化疗患者居家期间的生活质量造成显著影响。对出院患者进行 CINV 管理的难点在于：①患者就医困难，不能及时反馈 CINV 情况，不能及时获得医疗帮助；②医护人员获取患者 CINV 情况困难，不能及时提供医疗帮助；③居家期间患者自行管理 CINV 的手段有限；④患者医疗知识不足、地区经济发展不平衡、药物可及性等问题。本次专家共识建议：研发可操作性强的工具（如手机软件等），便于及时双向传递 CINV 相关情况，并在此基础上开展临床研究，探索适合患者自行开展的、多维度的居家 CINV 管理方法（包括心理疏导、运动、理疗、应用中医药和益生菌等），以期深入了解居家期间患者的 CINV 真实状况，优化居家期间的 CINV 管理，提高患者生活质量【同意：100%】。

最后我们还需要强调，CINV 的全程管理并不仅仅是医生和患者之间的互动联系，还是整个医疗团队和患者家庭之间的联动，还包括社会的关注、医疗政策的保障等诸多方面。所以，我们在此呼吁，需要将医护团队和患者家庭纳入到 CINV 全程管理的体系中来，将医疗、护理、环境建设、随访、家庭及社会支持等作为 CINV 全程管理的重要内容，为肿瘤患者带来更好的就医体验，显著提高患者的生活质量。

第五节　提倡开展多学科CINV综合管理的相关研究

CINV 发生率高，机制复杂，影响面广，严重降低了肿瘤化疗患者的生活质量，然而 CINV 又可以被药物、心理干预、环境干预、物理干预、营养干预等多种手段有效预防和缓解。因此，客观上对于 CINV 需要进行综合治疗，以期大幅度降低 CINV 对患者的影响，提高患者生活质量。

CINV 的综合治疗包括药物干预和非药物干预。药物干预中 5-HT$_3$ 受体拮抗剂、NK-1 受体拮抗剂和糖皮质激素对 CINV 有着非常良好的控制效果，占主要地位。除镇静类药物、抑酸剂、黏膜保护剂、胃肠动力药物等外，其他辅助性止吐药物对 CINV 也有一定的疗效。研究显示，结肠癌患者术后化疗时加用益生菌制剂治疗可以降低化疗所致恶心、呕吐等并发症的发生率；肺癌患者化疗期间联合应用复合益生菌补充剂可以显著缓解恶心、呕吐症状，提高化疗期间生活质量。祖国医药也可能对 CINV 有良好疗效。研究显示，藿香正气液对含顺铂多日高致吐化疗导致的 CINV 有良好的防控作用，同时可以显著改善患者的生活功能。另有中药汤剂、贴剂等也可能对 CINV 有效。非药物干预包括渐进式肌肉放松联合意象引导、睡眠诱导法、心理护理法、音乐疗法、穴位刺激法、芳香疗法等。有研究显示，"合作药物治疗管理（collaborative drug therapy management，CDTM）"的工作模式，可在 CINV 规范化治疗过程中发挥积极的作用；多学科管理模式可以明显改善患者化疗所致的恶心呕吐等发生情况，可提高患者的化疗依从性，提升患者满意度；专科护士通常更适合评估患者的 CINV 风险因素，并有助于确保 CINV 得到充分控制；如果患者在饮食方面遇到困难，营养师在多学科综合管理团队中也可以发挥积极作用。

综上所述，本次专家共识认为：CINV 发病原因复杂多样，需要多学科综合管理。CINV 多学科综合管理团队中应包括肿瘤科、心理卫生、康复科、营养科、中医科、消化科、药剂科等医疗、护理、药剂专业人员，为患者提供多样化的 CINV 防控指导，以期大幅度地降低 CINV 对患者的影响，显著提高患者生活质量【同意：95%】。

第四章

CINV防控的现状与未来

第一节　CINV相关随机对照研究数据与真实世界的差异

随着研究的深入，目前已经了解到 CINV 有两种启动机制：一是由 5-HT$_3$ 及其受体介导的外周性恶心呕吐反应；二是由 P 物质及 NK-1 受体介导的中枢性恶心呕吐。急性 CINV 由两种机制共同作用；迟发期 CINV 主要由 NK-1 受体介导。针对上述两种途径所研发的止吐药物 5-HT$_3$ 受体拮抗剂和 NK-1 受体拮抗剂在 CINV 防控中发挥了重要作用。目前主流指南均推荐 DEX+5-HT$_3$RA+NK-1RA 用于预防中、高致吐风险化疗所致的 CINV。一项关于阿瑞匹坦的荟萃分析显示，纳入的 10 项Ⅲ期 RCT 临床研究中，包含阿瑞匹坦的三联止吐方案用于 HEC 方案化疗患者，其 CINV 完全缓解率为

71% ~ 89%；在 MEC 方案化疗的患者中，含阿瑞匹坦方案在急性 CINV 的完全缓解率为 69% ~ 90%，延迟性 CINV 的完全缓解率为 44% ~ 58%。在一项福沙匹坦用于 HEC 方案化疗的Ⅲ期 RCT 研究中，风险期 CINV 的完全缓解率为 71.9%，延迟性 CINV 的完全缓解率为 74.3%。另一项罗拉匹坦（Rolapitant）用于 HEC 方案化疗的组合 RCT 研究显示，延迟性 CINV 的完全缓解率为 71%。进一步查阅文献提示，采用主流指南所推荐的三联（DEX+5-HT$_3$RA+NK-1RA）止吐方案，MEC/HEC 方案化疗患者的 CINV 的完全缓解率基本都在 70% 以上，预防效果可谓显著。

那么，临床真实世界的情况又是怎样的呢？一项完成于 2018 年的四川省 CINV 真实世界研究纳入了全省 17 个主要癌症中心的 1 139 名接受 MEC/HEC 方案化疗的患者，通过患者日记的形式了解其 CINV 的真实情况及 CINV 预防用药情况。结果显示，四川省化疗患者急性 CINV 的发生率为 55.3%，延迟性 CINV 的发生率为 62.3%。也就是说，真实世界中风险期内 CINV 的完全缓解率仅为 RCT 研究数据的一半。进一步分析发现，仅 21.5%（HEC 组仅 4.64%）的患者所用的预防止吐方案符合主流指南推荐。无独有偶，一项西班牙 CINV 真实世界研究显示，在 73 118 名接受 HEC 方案化疗的患者中，仅 5 849 名（8%）患者接受了符合指南所推荐的三联 CINV 预防止吐治疗。可见，临床 CINV 的防控情况并不乐观，真实世界中相当比例的接受化疗的肿瘤患者仍然受到恶心或呕吐反应的困扰，这个比例相比 RCT 数据要高出很多【同意：100%】。本次专家共识认为：指南依从性较低是造成上述情况的主要原因之一，要快速提高 CINV 的防控水平，首先应该推进 CINV 的规范化治疗【同意：100%】。目前，多数 5-HT$_3$ 受体拮抗剂都已经纳入医保且可及性较好，而所有 NK-1 受体拮抗剂均未被纳入医保，在省内多数地区未进入医院药房，临床获取困难；奥氮平分属精神疾病用药，患者接受度较低。本次专家共识认为：以上因素阻碍了 CINV 防控的规范化进程，我们呼吁将 NK-1 受体拮抗剂等新型止吐药物尽快纳入医保范围，从政策层面保障 CINV 的规范化防控【同意：90%】。

综上所述，虽然 CINV 防控在药物研发、临床试验、临床指南等方面都取得了显著进展，但真实世界的情况并不乐观，让患者在化疗期间基本无恶心呕吐的目标还远未实现，CINV 防控的规范化水平还亟待提高。

第二节　CINV防控的发展方向

一、 对不同类型的CINV及其干预措施进行深入研究

既往对风险期 CINV 的管理研究已经比较充分，而关于风险期外 CINV，以及预期性、爆发性和难治性 CINV 的认知和防控仍存在不足，需要进一步开展研究工作【同意：100%】。近年，一项纳入240 例接受 MEC 方案化疗的患者的研究中，延迟性 CINV 的发生率高于急性 CINV，在延迟性 CINV 期间需要紧急解救止吐治疗的患者数量是急性 CINV 的两倍。这说明 CINV 的挑战更多来自于急性期之后，也包括预期性、爆发性和难治性 CINV，因为它们目前还很难被有效预防和逆转。因此，有必要将多学科综合干预引入到这些特殊类型 CINV 的研究和临床工作之中。

二、研发新型的CINV评估工具

在 ASCO 50 周年的庆典上，ASCO 邀请医生、患者和公众投票选出了过去 50 年中现代肿瘤学的五大进展。其中"强大的止吐药物显著改善肿瘤患者的生活质量"位列其中。从 1991 年昂丹司琼获得美国食品药品监督管理局（FDA）的批准后，近年来涌现出了一批新型止吐药物，特别是 NK-1 受体拮抗剂的上市，使大多数肿瘤患者在化疗期间的恶心呕吐得以缓解，使得他们在门诊接受化疗成为可能，把疾病对其日常工作和生活的影响降到较低水平。"零 CINV"是我们追求的终极目标。化疗前、化疗中和化疗后全程管理可有效预防和控制患者 CINV 的发生。国内外相继颁布多版 CINV 指南，针对 CINV 的全程管理均有明确推荐。对 CINV 的准确评估是有效控制 CINV 的重要环节。目前临床中常用的 CINV 评估工具包括非患者自陈式和患者自陈式两类。临床常用的自陈式 CINV 评估工具包括 MAT 量表、罗德恶心呕吐指数量表、莫洛恶心呕吐评估量表、呕吐生活功能指数量表（FLIE）等。这些自评工具各有优缺点，评估难易程度不同，但患者的自身影响因素并没有包含在评估模型中。同时，尽管临床拥有多种有效的止吐药物和相关循证指南，但仍有相当数量的患者未达到 CINV 完全控制（真实世界中的情况可能比研究数据更糟）。可见，除了化疗药物之外，还有很多因素与 CINV 的发生及严重程度相关。因此，临床亟需研发出更加及时、有效、简单、多维度的个体化评估工具，将患者因素纳入到 CINV 风险评估中，能够更加个体化、更为准确地对 CINV 进行评估，借此优化 CINV 全程管理。

三、发挥祖国医药在CINV全程管理中的作用

祖国医学认为，呕吐是胃失和降，胃气上逆，胃内容物经上消化道涌出的一种病证，其病因主要与胃内寒邪、热邪、湿浊及饮食停滞有关。在中医辨证的基础上予以中药配合化疗确有减毒和改善生活质量的作用。还有相关文献报道，针灸、中药热敷等方法可改善恶心、呕吐的症状。同时，中药治疗的卫生经济学效价比更高，是值得下大力深入研究的方向之一【同意：100%】。

四、关注心理干预在CINV预防中的重要性

研究显示：心理疗法或苯二氮䓬类药物的应用能够有效减少焦虑，预防 CINV 发生或减轻其程度。此外，避免可能引发症状的强烈气味、放松技巧、催眠和针灸等干预对缓解 CINV 都是有帮助的。同时，NCCN 提示可以考虑增加一种 CINV 预防方案之外的药物，如非典型抗精神病药、苯二氮䓬类或大麻素，并在恶心和呕吐得到控制的情况下继续治疗以提升疗效，且对于难治性 CINV，苯二氮䓬类药物也可能有效。因此，心理干预应该是 CINV 多学科治疗的重要方法之一，是值得进一步研究的方向【同意：90%】。

五、发展CINV延伸护理和家庭管理方面的"互联网+"模式

延伸护理是一种新型护理理念和服务模式，是常规护理的补充，具有系统性、持续性等特点，可通过对患者实施院内、院外全

程无缝隙的管理，为其带来更细致、专业的健康保障。这种护理模式改变了传统护理工作中只有在患者复诊时才能得到健康信息的情况，能够满足患者的健康需求并给予患者更连续、更全面的照顾，可以说扩大了医院护理工作的内涵与职能范围，缩短了医护人员与患者之间的距离，有利于良好医患关系的建立。个体化护理干预措施对减少化疗患者的 CINV 发生率、减轻患者心理压力、增强患者的信心等有积极作用。"互联网+"护理模式等新型医疗服务模式，在 CINV 的护理研究和居家管理方面具有广泛前景，值得进行研发和开展【同意：100%】。

参考文献

［1］中国临床肿瘤学会指南工作委员会.中国临床肿瘤学会（CSCO）抗肿瘤治疗相关恶心呕吐预防和治疗指南（2019）[M].北京：人民卫生出版社，2019.

［2］姜文奇，巴一，冯继锋，等.肿瘤药物治疗相关恶心呕吐防治中国专家共识（2019年版）[J].中国医学前沿杂志（电子版），2019，11（11）：16-26.

［3］Jordan K，Gralla R，Jahn F，et al. International antiemetic guidelines on chemotherapy induced nausea and vomiting (CINV): content and implementation in daily routine practice[J]. European Journal of Pharmacology，2013，722：197-202.

［4］Navari Rudolph-M，Aapro Matti. Antiemetic prophylaxis for chemotherapy-induced nausea and vomiting[J]. New England Journal of Medicine，2016，374（14）：1356-1367.

［5］于世英，印季良，秦叔逵，等.肿瘤治疗相关呕吐防治指南（2014版）[J].临床肿瘤学杂志，2014，19（3）：263-273.

［6］上海市抗癌协会癌症康复与姑息专业委员会.化疗所致恶心呕吐全程管理上海专家共识（2018年版）[J].中国癌症杂志，2018，28（12）：946-960.

［7］Davis M，Hui D，Davies A，et al. MASCC antiemetics in advanced cancer updated guideline[J]. Supportive Care in Cance，2021，29（12）：8097-8107.

［8］National Comprehensive Cancer Network. NCCN Clinical Practice Guidelines in Oncology (NCCN Guidelines®). Antiemesis (Version 1)[Z]. 2021.

［9］Hesketh PJ，Kris MG，Basch E，et al. Antiemetics: ASCO Guideline Update[J]. Journal of Clinical Oncology，2020，38（24）：2782-2797.

［10］张玉.化疗所致恶心呕吐的药物防治指南[J].中国医院药学杂志，2022，42（5）：457-473.

［11］Aapro M. CINV: still troubling patients after all these years.[J]. Supportive Care in Cancer, 2018, 26（Suppl 1）: S5–S9.

［12］Tamura K, Aiba K, Saeki T, et al. Testing the effectiveness of antiemetic guidelines: results of a prospective registry by the CINV Study Group of Japan.[J]. International Journal of Clinical Oncology, 2015, 20（5）: 855–865.

［13］Rojas C, Slusher BS. Pharmacological mechanisms of 5–HT_3 and tachykinin NK_1 receptor antagonism to prevent chemotherapy–induced nausea and vomiting. [J]. European Journal of Pharmacology, 2012, 684（1–3）: 1–7.

［14］Singh P, Yoon SS, Kuo Braden. Nausea: a review of pathophysiology and therapeutics[J]. Therapeutic Advances in Gastroenterology, 2016, 9（1）: 98–112.

［15］孙明芳, 赵军. 低致吐化疗药引发延迟性恶心呕吐的风险因素分析 [J]. 现代肿瘤医学, 2019, 27（23）: 4283–4285.

［16］胡小艳, 段盈芳, 梁欢, 等. 化疗相关性恶心呕吐高危风险评估工具的研究进展 [J]. 护士进修杂志, 2021, 36（10）: 895–898.

［17］Chan A, Kim HK, Hsieh RK, et al. Incidence and predictors of anticipatory nausea and vomiting in Asia Pacific clinical practice––a longitudinal analysis[J]. Support Care in Cancer, 2015, 23（1）: 283–291.

［18］Sun Y, Zheng YZ, Yang XY, et al. Incidence of chemotherapy–induced nausea and vomiting among cancer patients receiving moderately to highly emetogenic chemotherapy in cancer centers in Sichuan, China[J]. Journal of Cancer Research and Clinical Oncology, 2021, 147（9）: 2701–2708.

［19］Molassiotis A, Lee PH, Burke TA, et al. Anticipatory nausea, risk factors, and its impact on chemotherapy–induced nausea and vomiting: results from the pan european emesis registry study[J]. Journal of Pain and Symptom Management, 2016, 51（6）: 987–993.

［20］Warr DG, Street JC, Carides AD. Evaluation of risk factors predictive of nausea and vomiting with current standard–of–care antiemetic treatment: analysis of phase 3 trial of aprepitant in patients receiving adriamycin–cyclophosphamide-based chemotherapy[J]. Support Care in Cancer, 2011, 19（6）: 807–813.

［21］Mosa AM, Hossain AM, Lavoie BJ, et al. Patient–related risk factors for chemotherapy–induced nausea and vomiting: a systematic review[J]. Frontiers in Pharmacology, 2020, 11: 329.

［22］Dranitsaris G, Molassiotis A, Clemons M, et al. The development of a prediction tool to identify cancer patients at high risk for chemotherapy-induced nausea and vomiting[J]. Annals of Oncology, 2017, 28（6）: 1260-1267.

［23］Furukawa N, Akasaka J, Shigemitsu A, et al. Evaluation of the relation between patient characteristics and the state of chemotherapy-induced nausea and vomiting in patients with gynecologic cancer receiving paclitaxel and carboplatin[J]. Archives of Gynecology and Obstetrics, 2014, 289（4）: 859-864.

［24］Molassiotis A, Coventry PA, Stricker CT, et al. Validation and psychometric assessment of a short clinical scale to measure chemotherapy-induced nausea and vomiting: the MASCC antiemesis tool[J]. Journal of Pain and Symptom Management, 2007, 34（2）: 148-59.

［25］Hu ZH, Liang WH, Yang YP, et al. Personalized estimate of chemotherapy-induced nausea and vomiting: development and external validation of a nomogram in cancer patients receiving highly/moderately emetogenic chemotherapy[J]. Medicine, 2016, 95（2）: e2476.

［26］Giralt SA, Mangan KF, Maziarz RT, et al. Three palonosetron regimens to prevent CINV in myeloma patients receiving multiple-day high-dose melphalan and hematopoietic stem cell transplantation[J]. Annals of Oncology,2011,22（4）939-946.

［27］Zhu Y., Li Y., Luo Y., et al. The CINV caused by multiple-day cisplatin-based highly emetogenic chemotherapy can last a long period of time in patients with NSCLC[J]. 2018, Supportive Care in Cancer 26（Suppl 2）: S84.

［28］Seol YM, Kim HJ, Choi YJ, et al. Transdermal granisetron versus palonosetron for prevention of chemotherapy-induced nausea and vomiting following moderately emetogenic chemotherapy: a multicenter, randomized, open-label, crossover, active-controlled, and phase Ⅳ study[J]. Support Care in Cancer, 2016, 24（2）: 945-952.

［29］Nishimura J, Satoh T, Fukunaga M, et al. Combination antiemetic therapy with aprepitant/fosaprepitant in patients with colorectal cancer receiving oxaliplatin-based chemotherapy (SENRI trial): a multicentre, randomised, controlled phase 3 trial[J]. European Journal of Cancer, 2015, 51（10）: 1274-1282.

［30］Chow R, Tsao M, Chiu L, et al. Efficacy of the combination neurokinin-1 receptor antagonist, palonosetron, and dexamethasone compared to others for the prophylaxis of chemotherapy-induced nausea and vomiting: a systematic review and meta-analysis of randomized controlled trials[J]. Annals of Palliative Medicine, 2018, 7（2）：221-233.

［31］Li Y, Sun Y, Liu B, et al. Prolonged administration of aprepitant improves cisplatin-based chemotherapy-induced nausea and vomiting[J]. Future Oncology, 2022, 18（20）：2533-2543.

［32］Hesketh PJ, Grunberg SM, Gralla RJ, et al. The oral neurokinin-1 antagonist aprepitant for the prevention of chemotherapy-induced nausea and vomiting: a multinational, randomized, double-blind, placebo-controlled trial in patients receiving high-dose cisplatin--the Aprepitant Protocol 052 Study Group[J]. Journal of Clinical Oncology, 2003, 21（22）：4112-4119.

［33］Grunberg S, Chua D, Maru A, et al. Single-dose fosaprepitant for the prevention of chemotherapy-induced nausea and vomiting associated with cisplatin therapy: randomized, double-blind study protocol--EASE[J]. Journal of Clinical Oncology, 2011, 29（11）：1495-1501.

［34］Zhang YX, Yang YP, Zhang ZH, et al. Neurokinin-1 receptor antagonist-based triple regimens in preventing chemotherapy-induced nausea and vomiting: a network meta-analysis[J]. Journal of the National Cancer Institute, 2017, 109（2）：djw217.

［35］Escobar Y, Cajaraville G, Virizuela JA, et al. Incidence of chemotherapy-induced nausea and vomiting with moderately emetogenic chemotherapy: ADVICE (Actual Data of Vomiting Incidence by Chemotherapy Evaluation) study[J]. Supportive Care in Cancer, 2015, 23（9）：2833-2840.

［36］Grunberg SM, Rolski J, Strausz J, et al. Efficacy and safety of casopitant mesylate, a neurokinin 1 (NK1)-receptor antagonist, in prevention of chemotherapy-induced nausea and vomiting in patients receiving cisplatin-based highly emetogenic chemotherapy: a randomised, double-blind, placebo-controlled trial[J]. Lancet Oncology, 2009, 10（6）：549-558.

［37］Powers D, Schnadig ID, Modiano MR, et al. Efficacy and safety of rolapitant for prevention of chemotherapy-induced nausea and vomiting (CINV) in patients (pts) receiving anthracycline-cyclophosphamide (AC)-based chemotherapy[J]. Journal of Clinical Oncology, 2015, 33（29）：208.

［38］Jordan K，Kinitz I，Voigt W，et al. Safety and efficacy of a triple antiemetic combination with the NK-1 antagonist aprepitant in highly and moderately emetogenic multiple-day chemotherapy[J]. European Journal of Cancer，2009，45（7）：1184-1187.

［39］Hu ZH，Cheng Y，Zhang HY，et al. Aprepitant triple therapy for the prevention of chemotherapy-induced nausea and vomiting following high-dose cisplatin in Chinese patients: a randomized, double-blind, placebo-controlled phase Ⅲ trial[J]. Supportive Care in Cancer，2014，22（4）：979-987.

［40］Tamura K，Aiba K，Saeki T，et al. Testing the effectiveness of antiemetic guidelines: results of a prospective registry by the CINV Study Group of Japan[J]. International Journal of Clinical Oncology，2015，20（5）：855-865.

［41］Jordan K, Jahn F, Aapro M. Recent developments in the prevention of chemotherapy-induced nausea and vomiting (CINV): a comprehensive review[J]. Annals of Oncology，2015，26（6）：1081-1090.

［42］Lorusso V，Russo Anna，Giotta F，et al. Management of chemotherapy-induced nausea and vomiting (CINV): a short review on the role of netupitant-palonosetron (NEPA)[J]. Core Evidence，2020，15：21-29.

［43］Álvarez YE，Carpeño JD，Bell D，et al. Prevention of chemotherapy-induced nausea and vomiting in the real-world setting in Spain[J]. Clinical and Translational Oncology，2021，23（10）：2155-2162.

［44］Rapoport BL，Chasen MR，Gridelli Cesare，et al. Safety and efficacy of rolapitant for prevention of chemotherapy-induced nausea and vomiting after administration of cisplatin-based highly emetogenic chemotherapy in patients with cancer: two randomised, active-controlled, double-blind, phase 3 trials[J]. Lancet Oncology，2015，16（9）：1079-1089.

［45］Grunberg S，Chua D，Maru A，et al. Single-dose fosaprepitant for the prevention of chemotherapy-induced nausea and vomiting associated with cisplatin therapy: randomized, double-blind study protocol--EASE[J]. Journal of Clinical Oncology，2011，29（11）：1495-1501.

［46］Zhang L，Qu X，Teng Y，et al. Efficacy of thalidomide in preventing delayed nausea and vomiting induced by highly emetogenic chemotherapy: a randomized, multicenter, double-blind, placebo-controlled Phase Ⅲ Trial (CLOG1302 study)[J]. Journal of Clinical Oncology，2017，35（31）：3558.

［47］Paulsen O，Klepstad P，Rosland JH，et al. Efficacy of methylprednisolone on pain, fatigue, and appetite loss in patients with advanced cancer using opioids: a randomized, placebo-controlled, double-blind trial[J]. Journal of Clinical Oncology，2014，32（29）：3221-3228.

［48］黄光明，贺盛发，王希斌，等 . 质子泵抑制剂预防化疗所致胃肠道反应临床效果的 Meta 分析 [J]. 广西医科大学学报，2021，38（7）：1404-1411.

［49］Chang WP，Peng YX. Does the oral administration of ginger reduce chemotherapy-induced nausea and vomiting? A meta-analysis of 10 randomized controlled trials[J]. Cancer Nursing，2019，42（6）：E14-E23.

［50］Navari RM，Qin R，Ruddy KJ，et al. Olanzapine for the prevention of chemotherapy-induced nausea and vomiting[J]. The New England Journal of Medicine，2016，375（2）：134-142.

［51］张如渊，王兰，胡晓玉，等 . 肿瘤病人化疗所致恶心呕吐非药物干预研究进展 [J]. 全科护理，2021，19（9）：1202-1204.

［52］荣世舫，许正国 . 参苓白术散治疗肿瘤化疗后恶心呕吐 49 例疗效观察 [J]. 中国现代医生，2009，47（33）：61, 103.

［53］蒋梅，周岱翰，郭然，等 . 姜橘暖胃膏穴位贴敷联合托烷司琼和地塞米松预防化疗所致恶心呕吐的临床疗效研究 [J]. 中国全科医学，2020，23（16）：2051-2056.

［54］杨静，杨柱，刘薰，等 . 中医外治法在化疗相关性恶心呕吐中的治疗优势 [J]. 中医肿瘤学杂志，2019，1（2）：10-13.

［55］龚自坤，郑秋惠，梅凯雁 . 肿瘤化疗后恶心呕吐的中医治疗研究进展 [J]. 亚太传统医药，2020，16（9）：200-205.

［56］王科，王昊阳，张颖 . 化疗相关性恶心呕吐的中医外治法研究进展 [J]. 四川中医，2016，34（12）：219-222.

［57］Ezzo J，Vickers A，Richardson MA，et al. Acupuncture-point stimulation for chemotherapy-induced nausea and vomiting[J]. Journal of Clinical Oncology，2005，23（28）：7188-7198.

［58］安琪，刘佩东，刘阳阳，等 . 近 5 年 SCI 源针灸干预肿瘤治疗研究文献综述 [J]. 世界中医药，2021，16（8）：1324-1332.

［59］文谦，赵雨，刘劼，等 . 不同时间窗针灸干预对化疗相关性恶心呕吐症状的影响——一项自身交叉对照研究报告 [J]. 中国针灸，2018，38（7）：690-694.

［60］Chen LC，Wu XH，Chen XS，et al. Efficacy of auricular acupressure in pre-vention and treatment of chemotherapy-induced nausea and vomiting in patients with cancer: a systematic review and meta-analysis[J]. Evidence-based Comple-mentary and Alternative Medicine，2021，2021：8868720.

［61］郑秋惠，杨明珠，龚自坤，等. 黄连温胆汤加针刺治疗高海拔地区含顺铂方案化疗所致恶心呕吐的临床疗效观察[J]. 中华中医药杂志，2021，36（9）：5697-5700.

［62］丁静，张斌，何国浓，等. 小半夏茯苓汤加减治疗癌症化疗呕吐的临床观察 [J]. 中国中医急症，2020，29（12）：2183-2186.

［63］钟欢，李杏瑶，孙铜林，等. 旋覆代赭汤防治化疗性呕吐的疗效观察及最佳配比研究 [J]. 湖南中医杂志，2019，35（12）：10-13.

［64］Huang YP，Zhang R，Yao Q，et al. Acupuncture treatment for chemother-apy-induced nausea and vomiting: a protocol for systematic review and meta-analysis[J]. Medicine，2020，99（21）：e20150.

［65］Li QW，Yu MW，Wang XM，et al. Efficacy of acupuncture in the prevention and treatment of chemotherapy-induced nausea and vomiting in patients with ad-vanced cancer: a multi-center, single-blind, randomized, sham-controlled clini-cal research[J]. Chinese Medicine，2020，15（1）：57.

［66］高晓芳. 中医护理技术在肿瘤患者化疗期间的效果分析 [J]. 中国保健营养，2018，28（17）：187.

［67］陈浩然，刘浩，代金刚. 中医导引术预防和辅助治疗肿瘤的相关研究进展 [J]. 中医药学报，2021，49（3）：92-95.

［68］Secombe KR，Coller JK，Gibson RJ，et al. The bidirectional interaction of the gut microbiome and the innate immune system: Implications for chemotherapy-induced gastrointestinal toxicity[J]. International Journal of Cancer，2019，144（10）：2365-2376.

［69］Li WY，Deng XR，Chen TT. Exploring the modulatory effects of gut microbiota in anti-cancer therapy[J]. Frontiers in Oncology，2021，11：644454.

［70］Badgeley A，Anwar H，Modi Karan，et al. Effect of probiotics and gut microbi-ota on anti-cancer drugs: mechanistic perspectives[J]. Biochimica Et Biophysica Acta Reviews on Cancer，2020，1875（1）：188494.

［71］Prisciandaro LD，Geier MS，Butler RN，et al. Evidence supporting the use of probiotics for the prevention and treatment of chemotherapy-induced intestinal mucositis[J]. Critical Reviews in Food Science and Nutrition，2011，51（3）：239-247.

［72］Wei D，Heus P，van de Wetering FT，et al. Probiotics for the prevention or treatment of chemotherapy- or radiotherapy-related diarrhoea in people with cancer[J]. Cochrane Database of Systematic Reviews，2018，8（8）：CD008831.

［73］Lima WG，Pessoa RM，Vital KD，et al. Effect of probiotics on the maintenance of intestinal homeostasis after chemotherapy: systematic review and meta-analysis of pre-clinical studies[J]. Beneficial Microbes，2020，11（4）：305-318.

［74］Tao D，Xu JY，Zou SY，et al. Effect of moxibustion on quality of life after chemotherapy in patients with the malignant tumor: a protocol for systematic review and meta analysis[J]. Medicine，2021，100（3）：e23471.

［75］邵云娣，路娜娜，赵敏. 益生菌对结肠癌化疗患者肠道菌群及化疗相关并发症影响的研究 [J]. 中国现代医生，2018，56（2）：23-26.

［76］崔艺馨，米继伟，唐潇然，等. 小半夏汤联合穴位针刺治疗乳腺癌术后化疗相关性恶心呕吐的临床研究 [J]. 中国医药，2021，16（8）：1231-1235.

［77］国文文，周天，张可睿，等. 灸法治疗化疗相关性恶心呕吐临床研究概况 [J]. 辽宁中医药大学学报，2021，23（3）：123-126.

［78］黄诗雄，张莹. 从动态辨证观探讨化疗所致呕吐传变规律 [J]. 亚太传统医药，2019，15（3）：116-118.

［79］刘爱华，谢欣欣，李敏. 化疗相关性恶心呕吐认知问卷的编制及信效度检验 [J]. 中华现代护理杂志，2021，27（26）：3501-350.

［80］顾玲俐，李静. 化疗相关性恶心呕吐的评估和管理的循证实践 [J]. 护士进修杂志，2016，31（20）：1877-1880.

［81］顾玲俐，陆箴琦，张晓菊，等. 基于信息化的多维管理模式对化疗所致恶心呕吐的影响 [J]. 护理学杂志，2019，34（16）：1-5.

［82］蔡加琴，魏晓霞，张桂枫，等. "合作药物治疗管理"模式在化疗所致恶心呕吐规范化管理中的应用与评价 [J]. 中国医院用药评价与分析，2020，20（9）：1125-1128.

［83］Caracuel F，Baños Ú，Herrer MD，et al. Influence of pharmaceutical care on the delayed emesis associated with chemotherapy[J]. International Journal of Clinical Pharmacy，2014，36（2）：287-90.